Hans Tilscher • **Auch Ärzte haben Gefühle**

Hans Tilscher

AUCH ÄRZTE HABEN GEFÜHLE

Anekdoten aus einem Medizinerleben

maudrich

Univ. Prof. Dr. med. Hans Tilscher

geb. 1935. Medizinstudium in Wien. Seit 1969 Facharzt für Orthopädie und von 1971–2003 Primarius der Abteilung für Konservative Orthopädie und Rehabilitation im Orthopädischen Spital Wien. 1969–1982 Leiter der Neuro-Orthopädischen Ambulanz an der Neurologischen Universitätsklinik. Seit 1969 Kursleiter für Manuelle Medizin. Von 1973–2010 Leiter eines Ludwig Boltzmann-Instituts. Seit 1982 Venia docendi für die Konservative Orthopädie unter besonderer Berücksichtigung der Manuellen Medizin. Zahlreiche Publikationen. Wissenschaftliche Schwerpunkte: Entstehung von Lumbalsyndromen, Maximalpunkte, vertebragene Schmerzsyndrome, Wirbelsäule der Frau, Hypermobilität, Muskelfunktionsstörungen.
c/o Neurologisches Zentrum Rosenhügel, Riedelgasse 5, 1130 Wien, Austria

Bibliografische Information der Deutschen Nationalbibliothek

Die Deutsche Nationalbibliothek verzeichnet diese Publikation in der Deutschen Nationalbibliografie; detaillierte bibliografische Daten sind im Internet über http://dnb.d-nb.de abrufbar.

Eine Abteilung der Facultas Verlags- und Buchhandels AG,
Berggasse 5, 1090 Wien, Austria

Satz: Norbert Novak, www.media-n.at
Umschlagbild: © Orlando Florin Rosu – fotolia.com
Druck: Facultas Verlags- und Buchhandels AG
Printed in Austria
ISBN 978-3-85175-944-0

Meiner Frau gewidmet

VORWORT – WORUM ES IN DER MEDIZIN AUCH GEHT

Verschon uns Gott mit Strafen,
und lass uns ruhig schlafen,
und unseren kranken Nachbarn auch.
M. Claudius

Gefühl ist alles!, (Goethe). Vielleicht nicht alles, aber doch viel. Jeder Mensch hat Gefühle und zeigt sie, mehr oder weniger. Gefühlskälte darf man nicht mit Unbarmherzigkeit verwechseln. Auf jeden Fall sind Gefühle Realität und wenn man sie ändert, ändert man damit auch die Wirklichkeit. Die medizinische Wissenschaft mit all ihren Erkenntnissen ist die Voraussetzung jeglichen ärztlichen Tuns. Sie ist eine permanente Hilfe und Wegweiser für den Arzt, aber kein Ruhekissen. Handeln nach Vorschrift ist in der Technik und in der Industrie wichtige Voraussetzung, doch in vielen Fächern der Medizin, im „niedergelassenen" Bereich, und in all jenen, wo der persönliche Kontakt zwischen Arzt und Erkrankten stattfindet, ist diese Voraussetzung manchmal zu wenig.

* * *

Außergewöhnliche und bewundernswerte Menschen konnten im Laufe der Zeit das medizinische Wissen so verbessern, dass der Standard in der ärztlichen Betreuung der Menschen gesteigert werden konnte. Dazu bedurfte es der Spezifizierung, von der Kritiker sagen, dass man von immer weniger immer mehr weiß, andererseits von immer mehr immer weniger. Die Hochtechnologie der Medizin kann stetig besser erkennen und behandeln, bringt allerdings eines nicht, was sich Patienten wünschen, nämlich die menschliche Zuwendung. Überdies gibt es eine Fülle von Krankheitsproblemen, die gegenüber der Klarheit der Wissenschaft in ihren Inhalten und Umrissen verschwimmen, die apparativ weder erkannt noch behandelt werden können und nur von einem – wie heißt es doch – erfahrenen Arzt durch eine eingehende Untersuchung, die auch eine klinische, körperliche Beurteilung beinhalten muss, diagnostisch eingeordnet werden können. Die Schulmedizin meidet weitgehend dieses Gebiet und steht bei den Konfrontationen mit diesen Beschwerdesyndromen unvorbereitet da. Der Glaube an die Hochtechnologie schläfert die Aufmerksamkeit und das Können der klinisch tätigen Ärzte ein, denn die Technik und die dahinter stehende Industrie beeinflusst natürlich, gewollt oder ungewollt, die Inhalte und die Ausbildung in der Medizin.

***

Beratung, Hoffnung und Trost sind für die Menschen besonders wichtig und stehen häufig im Vordergrund der Anliegen von Patienten. Hoffnungsgeber werden in einer Intensität gesucht, die von der Stärke der Beschwerden des Patienten abhängt. Die Faszination des ärztlichen Berufes liegt im Erkennen von Krankheiten, deren Behandlung und in Ratschlägen, im Helfen und Hoffnung geben und im Trösten. Wo im Leben findet man das schon so leicht und sogar auf Krankenkassenkosten? Aus diesen Gründen spricht man von den Göttern in Weiß. Ärzte sind keine Götter, nicht einmal Halbgötter, brauchen aber wie viele andere Berufsgruppen Respekt, um alles das leisten zu können. Respekt, der allerdings verdient werden muss. Verdienen – eine Form von dienen – fällt den Ärzten jedoch immer schwerer, d. h.

es wird ihnen auch immer schwerer gemacht. Die Ärzte werden selbst krank: Jeder zweite Arzt in Österreich ist Burn-out gefährdet, die Krankheitsanfälligkeit, die Frühsterblichkeit, die Selbstmordrate ist bei Ärzten wesentlich höher als bei der allgemeinen Bevölkerung. Ein Drittel von Befragten würde den Arztberuf nicht wieder ergreifen, die Hälfte gab an, am Ende des Tages völlig erledigt zu sein. Als Gründe werden genannt: der Zwang zur Fließbandmedizin, die hohen Anforderungen, die nicht selbst beeinflussbar sind, Nachtdienste, Notsituationen, in denen Entscheidungen einsam getroffen werden, bei gleichzeitig steigendem Berufsrisiko und Klagemöglichkeiten, die wie ein Damoklesschwert über den Ärzten schweben sowie das Gefühl der Bringschuld, das vermehrt eingefordert wird.

* * *

Maßgeblich für den ärztlichen Erfolg ist die Diagnose, das Schauen, Sehen und Erkennen. Um Erkennen zu können braucht man immer mehrere Parameter –, Eigenschaften, die in ihrer Kombination die Feststellung von Gegebenheiten erlauben. Prof. Birkmayer sprach vom kritischen Detail in der Diagnose, d. h., dass oft nur eine kleine Auffälligkeit den „Gedankenduktus" des Menschen in gewisse Richtungen lenkt, wo durch das Finden weiterer Details allmählich das Erkennen möglich wird. Das Erheben der Anamnese, d. h. der Krankengeschichte, ist insofern wichtig, als man dabei wieder einmal mehr nach Auffälligkeiten fahndet, welche bereits im Vorfeld der Untersuchung für eine gewisse Krankheit sprechen könnten. Dieser Spur folgend inspiziert man den Patienten bzw. Körperregionen, greift hin, um Schwellungen, lokale Übererwärmung, gewisse Strukturveränderungen zu ertasten, beginnt dann – so ist es zumindest in der konservativen Orthopädie – nach Punkten von vermehrter Schmerzhaftigkeit zu suchen, die weitere Hinweise darstellen. In der Kriminologie spricht man von Indizien. Körperstrukturen werden nun provoziert, dazu gehören die Meniskusteste oder ein Belastungs-EKG, schließlich werden die Funktionsstörungen in ihrem Detail festgestellt und alle Befunde miteinander gewertet, die in ihrem Mosaik die Zuteilung des Beschwerdebildes ermöglichen. Bei den schmerzhaften Störungen des Stütz- und Bewegungsapparates gibt es die Aktualitätsdiagnose, d.h. die Frage, ob das Krankheitsbild akut schmerzhaft verläuft, denn dann gilt es, sämtliche Schmerzreize zu kalmieren. Bei chronisch verlaufenden Beschwerden wird in der Therapie mit therapeutischen Reizen behandelt, welche zu einer Schmerzhemmung führen (Reflextherapie). Manchmal gibt es auch eine Probebehandlung, wie es früher in der Dermatologie gelegentlich vorkam. „Wenn das nicht nützt, dann nehmen wir ...“ Und selbstverständlich gilt es – zweifellos eine der größten Errungenschaften –, mittels der Apparate gestaltliche Veränderungen zu erkennen, zu lokalisieren und zu interpretieren. Doch nur in 15% aller Wirbelsäulenerkrankungen ist beispielsweise das Röntgen imstande, die Krankheit zu erklären, d.h. bei 85% nicht.

***

... und der Herr Doktor sitzt dabei und gibt ihm bittre Arzenei! (Struwwelpeter – Dr. Heinrich Hoffmann). In jedem und jeder dieser Fläschchen, Ampullen, Tabletten, Pillen, Kapseln, Tropfen, Zäpfchen, Salben und Sprays steckt das Know-how von tausenden Versuchen, Untersuchungen, Forschungen, technischen

Entwicklungen etc., die alle, wie man annehmen kann, zu ihrer Entwicklung und ihrer Produktion riesige Geldsummen verbrauchen. Natürlich steht hier wieder einmal mehr eine am Umsatz interessierte Industrie im Hintergrund, deren angestrebtes Ziel es ist, möglichst viel durch die Technik und die Medikamente erfolgreich erkennbar und behandelbar zu machen. Die hier tätigen Konzerne und ihre Produkte wirken sich selbstverständlich auch auf die medizinische Ausbildung aus und beeinflussen deren Grundlagen. Die damit entstandenen Strategien zur Krankheitserkennung und Krankheitsbehandlung haben unser Leben entscheidend beeinflusst. Dies wissen und fühlen die Menschen, die entsprechend den medizinischen Anzeigen ihre Tabletten, Pillen und Tropfen gemäß der Verschreibung einnehmen und sich auch an die ärztlichen Auflagen halten. Es gibt aber auch Medikamentenfreaks, die ihr Heil und ihr Lebensglück vorwiegend in den verschiedensten gesundheitsversprechenden Medikamenten und anderen Produkten suchen, auch wenn letztere nicht unbedingt als Heilmittel gelten und gelegentlich wenig oder gar nichts nützen. Bei einem Geburtstagsfest einer meiner Freunde, der außergewöhnlich gerne seine Befunde zeigt und mit Lust über seine Medikamente berichtet, diese auch beim gemeinsamen Essen demonstrativ einnimmt, erwähnte der Laudator, dass dem Jubiläumskind beim Vorbeigehen an einer Apotheke das Wasser im Mund zusammenliefe ... Die Medikamentenopposition argumentiert hingegen mit: „Ich halte nichts von Medikamenten!“, oder „Ich halte nichts von dem chemischen Zeug!“ – häufig gehörte, bereits banale Zitate. Ein Allheilmittel wurde allerdings noch nicht gefunden.

Natürlich muss man betonen, dass die medizinische Versorgung in unserem Land hervorragend ist. Aber damit sie es bleibt oder sich noch verbessert, ist die Kritik wie eine gute Diagnose – nämlich maßgeblich.

***

In diesem Buch soll die Auseinandersetzung zwischen den festgeschriebenen Prinzipien der medizinischen Wissenschaft beschrieben werden, mit den verschiedenen Anforderungen, die das Leben an sie stellt, und den sich daraus ergebenden ärztlichen Interpretationsversuchen, denen der Charakter und das Gefühl eines Arztes zugrundeliegen. Zwischenmenschliche Begegnungen basieren auf einer gefühlsmäßigen Bewertung des anderen, des Erkennens seiner Probleme und der Reaktion darauf. Eigentlich nichts Besonderes – oder doch?

Thema ist es also, Ärzte und andere Menschen – die Betonung liegt auf Menschen und nicht auf andere – bei ihren Begegnungen untereinander in ihren verschiedenen Verhaltensweisen darzustellen. Die Voraussetzung des Arztes dazu ist das Heben des Blicks vom Befund in das Antlitz des Gegenübers. Es handelt sich um Geschichten von Menschen, die leben und die gelebt haben. Dies verlangt besondere Aufmerksamkeit, Behutsamkeit und Respekt, Eigenschaften, die dem Arzt nicht fremd sein sollten. Memoiren? Geschichten aus der Vergangenheit? Ja, und diese hat gerade begonnen und endet nicht. „Man lernt nichts aus der Geschichte!“, doch durch sie kann man die Gegenwart besser erfühlen.

Wien, im April 2011 *Hans Tilscher*

INHALTSVERZEICHNIS

AUS DER VERGANGENHEIT – ILLE EGO QUI FUERIM UT NORIS

Damit du wissest,
wer ich gewesen bin.
Ovid

Und es ist alles ganz anders ***M. Böhm*** • Windhauch, das ist alles Windhauch. (Kohelet AT 1:2) Es war die Zeit einer beseligenden Armut, die der Fantasie unglaublich viel Raum bot. Damals gab es Straßenbahnen, bei welchen man verbotenerweise ab- und aufspringen konnte, noch wenige Autos, noch keine hastigen Menschen, die aus Angst vor dem Verdursten Trinkwasserflaschen mit sich trugen, die Veilchen im Wienerwald dufteten noch nach Veilchen und die älteren Menschen konnten im Haus beim Greisler (Kleinhändler für Haushaltswaren) einkaufen. Ich selbst wagte nicht einmal zu hoffen, Arzt zu werden, sondern ich war mangels Schulerfolgen der Gefahr ausgesetzt, eine Lehre als Installateur zu beginnen, doch glücklicherweise ging mir zur rechten Zeit zwar nicht der Knopf, aber ein Knöpfchen auf. Es wurde besser mit mir, und aufgrund meiner Ambitionen zum Sport und zur Literatur wollte ich beide Fächer studieren. Schon früh wurde mir klar, dass man eines im Leben braucht: Glück. Von Nestroy soll der Ausdruck stammen „A Glück muss der Mensch hab'n (denn wann ma ka Glück hat, muss ma a Mensch (Mädchen) hab'n)." Napoleon, um seine Protektion für einen jungen Offizier gebeten, fragte, so heißt es, „Hat er Fortune?" Wer kann schon einen Pechvogel gebrauchen? Jeden treffen Zufall und Zeit. (Kohelet AT 9:11) Chancen zu bekommen und sie zu nützen, ist ein wesentlicher Faktor für einen Erfolg, welchen auch immer. Chancenbringer sind in den meisten Fällen Menschen, die es gut mit einem meinen, Menschen, die einem helfen und geholfen haben – manchmal kommt man erst später darauf. Ihre Gründe dafür können verschieden sein (es ist alles ganz anders). Sicher sind es die Eltern und die Lehrer, die das eigene Sein nachhaltig beeinflussen. Doch dann trifft man auf Personen, von denen man später feststellen muss, sie waren für das Leben entscheidend. In einer Broschürenseite von „das Beste" gab es eine Serie mit dem Titel „Menschen, die man nie vergisst". Einer davon war für mich Onkel Hans, der beste Freund meines leiblichen, schon früh gestorbenen Onkels Hans. Er übertrug seine Freundschaft auf mich und lud mich viele Jahre im Sommer zu sich nach Oberösterreich in den Sauwald ein, wo er als praktischer Arzt für alle gesundheitlichen Belange eines großen Gebietes verantwortlich war, ein Alleskönner, ein Mann, ein Hausarzt nach den Vorstellungen vieler einschlägiger Filme, der von Gattin, von Töchtern umgeben auch eine männliche Ansprache wünschte. Wir fuhren gemeinsam auf Visiten, ursprünglich mit dem Motorrad (mit dem unvermeidlichen Sturz), später mit einem alten Auto. Frisch maturiert, fragte er mich, wie es mit mir weitergehen solle. Ich antwortete: „Ich studiere Leibesübungen und Deutsch." Von vielen Formen von Blicken ist der höhnisch-mitleidvolle Blick einer der schmerzlichsten. Dazu kam noch seine Bemerkung: „Du bist verrückt."

Ich fragte: „Was soll ich denn tun?“
„Studiere Medizin!“
„Onkel, dazu bin ich zu dumm!“
Die für mich schicksalhafte Schlussbemerkung war: „Es sind schon Dümmere als du Arzt geworden.“ Damit hatte er mich überzeugt.
Unter den vielen späteren medizinischen Erlebnissen mit ihm war auch eine Operation, die in einem kleinen Haus durchgeführt wurde. Ein junger Patient hatte ein eitriges Geschehen (Karbunkel) am Rücken, welches dringend aufgeschnitten werden sollte. Das Sofa wurde mit Zeitungen abgedeckt. Bevor sich der Patient hinlegen durfte, ließ mein sportbegeisterter Onkel schnell noch ein Zeitungsblatt austauschen. Er hatte ein Bild von einem Hochspringer entdeckt, das er behalten wollte. Dann durfte ich die Kurznarkose machen. Onkel Hans schnitt schnell und geschickt, es entleerte sich, wie erwartet, reichlich Eiter, und als die Prozedur vorüber war, klopfte mein Onkel dem Patienten auf die Schulter und sagte: „Lois, wach auf! Du schläfst, und uns lässt du arbeiten.“ Lois schlug ein wenig verwirrt die Augen auf, richtete sich auf und ging kurz darauf wieder seiner Arbeit nach.

* * *

Bei einer prächtigen Einladung in St. Moritz, im Haus eines der Musikgiganten unserer Zeit, fiel mir auf, dass ein älterer Mann mit rötlich gefärbten Haaren mich immer und immer wieder betrachtete, er war der Leibastrologe des Gastgebers. Als wir ins Gespräch kamen, fragte er mich, wann und wo ich geboren worden war. Nach meiner Antwort nahm er eine

Lupe, blickte in ein dickes Buch und sagte mir Dinge aus meinem bisherigen Leben – ich war fassungslos, es stimmte. In einem Gespräch lange danach mit dem großen Psychoanalytiker Prof. Dr. Hacker kamen wir auf das Thema Astrologie. Allen meinen Argumenten für sie begegnete er mit logischen Einwänden, die mich beeindruckten. Im Laufe von Jahrzehnten wurde ich besonders von älteren Damen, meistens Patientinnen, immer wieder gefragt, in welchem Sternzeichen ich geboren sei. Meine Antwort, „Im Zeichen der Jungfrau", schien sie zu befriedigen. Auf meinen schüchternen Einwand (man will sich ja wehren), ich hätte auch etwas mit einem Stieraszendenten zu tun, was immer das sei, erfolgte keine weitere Reaktion. Zwar weiß ich mich mit Johann Wolfgang Goethe, den ich gerne zitiere, und Theodor Storm in guter Gesellschaft, habe aber bis heute keine blasse Ahnung, was ein Jungfrau-Mensch sein könnte. Ich gebe mich damit ab, lebe und arbeite wie immer und warte auf weitere Informationen. Doch eines sollte von Wichtigkeit sein: Ich bin kein Held, der die Gefahren nicht erkennen will, ich bin aber auch kein Clown, der diese falsch interpretiert, aber ich bin misstrauisch gegenüber Leuten, und erst dann, wenn sie Sensibilität signalisieren, werden sie für mich zu Menschen.

* * *

Die Medizin • Jahrelang besuchte man dieselbe Schule, mit nur wenigen Wechseln von Lehrern und von Schülern. Sie wird zur Gewohnheit. Gewohnheiten spürt man dann, wenn man sie nicht mehr hat. Matura – glückseliges Auseinanderstieben von jungen Menschen, die sich täglich gesehen haben –, auch das geht vorbei. Doch plötzlich erlebt man das Trauma einer anderen Welt. Warteschlangen, Papierkram, Lehrer, die einen nicht kennen … Man genießt akademische Freiheit, d. h. man kann tun, was man will, aber nicht das Falsche. Die Konfrontationen mit bisher unbekannten Menschen, den zukünftigen Kollegen ... Einmal mehr entstehen (spontan) neue Hierarchien, in welchen man kaum seinen Platz findet. Es sei denn, man stellt sich hinten an. Vorne sind die Senkrechtstarter, die Lieblinge der Götter und der Frauen. Letztere konnte ich nie verstehen. Frauen denken und fühlen eben anders. So waren sie, die Besten, schlank, fast schmal, leicht gebückt, von glänzenden Brillen dominierte Gesichter, selbstbewusst, selbstbewundernd, wissend von ihrer Größe, selbstverliebt – ja, das wirkte. Aber womit sollte man selbst punkten? Durch meinen Hauptberuf Hauslehrer, teilweise Leichtathletiktrainer, gelegentlich Schankbursche war kaum Zeit, Freundschaften zu schließen. Erst später erfährt man, dass der Marathon des Lebens nicht unbedingt von denen gewonnen wird, die die ersten Kilometer an der Spitze laufen. Möglichst lang einen guten Platz in der Hauptgruppe haben, denn Entscheidungen fallen oft erst spät, man muss manchmal warten können und während des Wartens arbeiten. Leicht war es für die, welche die ausgetretenen Wege der Medizin benützten, leicht und hoffnungsarm. Schwer sind natürlich die engen Pfade, die man eventuell erst selbst treten muss, ein Risiko, verbunden mit Hoffnung. Also startete ich.

* * *

Die Diagnostikerin, unsere Mutter, die Löwin • So hielt mir meine Mutter ihre Finger hin und sagte: „Koste, die sind süß! Was habe ich für eine Krankheit? Ich habe keinen Zucker angegriffen." Ich hatte weder damals noch später etwas vom diagnostischen Lecken gehört und wollte das auch ablehnen, aber man weiß, wie Mütter sind. Ich erkannte sofort den Geschmack, es war Saccharin. „Du hast recht, bist ja wirklich g'scheit!", war die erste Anerkennung für mein medizinisches Wissen. Als zweites von vier Kindern genießt man den Vorteil gegenüber dem Ältesten und den Jüngeren, nicht im Zentrum des Interesses der Eltern zu stehen und sich dadurch ein bisschen individueller entwickeln zu können. Aber kaum gab es ein Problem, war diese Löwin, unsere Mutter, da und agierte. Sie war nicht hochgebildet, aber unglaublich intelligent und klug. Mit wenigen Blicken erfasste sie Situationen und Menschen, eigentlich diagnostizierte sie. Mit Krankheiten, besonders des Kindesalters, kannte sie sich aus. Ihre Therapien – Hausmittel – wirkten. Als Student litt ich unter Magenschmerzen, doch manchmal war die Schmerzsymptomatik so intensiv, dass ich ärztliche Hilfe in Anspruch nehmen musste, wobei mir krampflösende Mittel injiziert wurden. Beim letzten großen Anfall sagte sie in ihrem herrlichen Wienerisch: „Jetzt hab ich g'nug, leg dich her!" Widerspruch war das letzte, was die Löwin duldete. Sie drückte auf meinen rechten Unterbauch, ich zuckte vor Schmerz zusammen und sie sagte: „Das ist der Blinddarm." Recht hat sie gehabt, wie bei so vielem anderen auch.

* * *

Prüfungen • Meine erste Prüfung im Medizinstudium war eine Niederlage. Mein Prüfer, ein älterer, gepflegter Herr, gut gekleidet, mit Rock und Weste, hatte in mir etwas gegenüber, das grün gekleidet war, ein lächerliches rotblondes Bärtchen trug, und bei jeder Antwort, den Satz mit „Verstehen Sie" beendete. Ich musste nicht lange leiden. Besonders spannend war meine Neurologie- und Psychiatrieprüfung, durchgeführt von einem der damals überaus bekannten Professoren alten Typs, bei welchem die Prüfungsergebnisse selten vorhersehbar waren. Auch ich musste das erste Mal gehen, um später mit einem Beisitzenden, somit vor zwei Professoren, die Wiederholungsprüfung zu absolvieren. Trotz des fachübergreifenden Gedankens der Medizin, Menschen zu helfen, zeigten sich bei den beiden agierenden Persönlichkeiten deutliche Differenzen. Auf der einen Seite der Psychiater (Sigmund Freud war zwar unsichtbar, aber fühlbar dabei), auf der anderen Seite der kühle, überlegende Analytiker, der Pharmakologe. Ich gewann dessen Anteilnahme, als mich der Psychiater fragte, warum ich jede seiner Fragen so kompliziert beantworten würde. Da sagte ich: „Weil ich hinter jeder Ihrer Fragen ein Evangelium vermute." Sichtbare Wut baute sich im Psychiater auf, der Pharmakologe lachte, klopfte auf den Unterarm des Psychiaters und konnte dessen Zorn kalmieren. Als es aber mit der Besprechung des Über-Ichs, der Es-Komplexe und der Triebtendenzen immer ärger wurde, endete die Geduld des Pharmakologen. Mit den Worten „Schluss mit dieser Traumdeuterei, Vorsitzender bin ich, Sie sind durchgekommen!" rettete er mich. Friede seiner großen Seele.

Eine der letzten Hürden zur Promotion ist die Prüfung in Gerichtsmedizin. Der damalige Ordinarius war für die Hartnäckigkeit seiner Fragen bekannt. So soll er einmal die Prüfungsfrage „Welche Formen von Begräbnissen gibt es?“ gestellt haben. Der Prüfling hatte schon alles an Begräbnisritualen, Einäscherungen, Rituale der Indianer, der Inder etc. erwähnt. Der Ordinarius fragte: „Und was gibt es noch?“ Verzweifelt antwortete der Gefragte: „Begräbnisse mit und ohne Musik.“ Als ich eines Tages an der Reihe war, wurde ich gefragt: „Was haben'S denn gelernt?“ Ich zählte auf: „Stichwunden, Schusswunden, Erdrosselungen, Vergiftungen etc.“ Darauf erhielt ich die Antwort: „Wenn Sie es gelernt haben, dann brauche ich Sie ja nicht zu fragen. Was wissen Sie über den Ertrinkungstod?“ Ich war von dieser wohlmeinenden Art zutiefst ergriffen, hatte aber Gott sei Dank auch das gelernt. Wie das Schicksal so ist, erschien viel später der Ordinarius für Gerichtsmedizin als Patient mit seiner äußerst sympathischen Frau in meiner Ordination. Höflicherweise erwähnte ich erst am Ende meiner Behandlungstätigkeit, dass ich bei ihm die Prüfung abgelegt hätte. „War ich grauslich?“, fragte er. (Wie kam er nur auf diese Frage?) Ich antwortete nur kurz: „Es ging.“ Er schenkte mir eine schöne Dunhill-Pfeife.

* * *

Erste Erfahrungen • Als Student hatte man die Gelegenheit, auf der Hals-Nasen-Ohrenabteilung das Kehlkopfspiegeln praktisch zu erlernen. Da saß ich nun mit diesem symbolträchtigen großen Spiegel vor meinem Auge, erwärmte den kleinen Spiegel, der dann in den Rachenraum eingeführt werden sollte, damit er nicht, durch die Atemluft vom Wasserdampf belegt, die Sicht stört. Während des Wärmens des Spiegels über einem Flämmchen plauderte ich mit dem Patienten über seine Beschwerden. Als ich dann sagte: „Machen Sie bitte den Mund auf!“, presste er beide Lippen aufeinander und deutete mit dem Kopf ein entschiedenes „Nein“. Ich fragte: „Warum nicht?“ Die Antwort war: „Greifen Sie den Spiegel einmal an!“ Ich berührte meinen Handrücken damit und hätte fast eine Brandwunde verursacht. Erfahrungen nützen, das ist es. Weitere machte ich in meiner Funktion als Hauslehrer und Gelegenheitsdiagnostiker. Hauslehrer – viele Familien „hielten“ mich – ein Wort, das ich auch später immer wieder hören sollte – jahrelang als Lehrer und Berater ihrer Kinder für alles. Diese Familien lebten häufig ebenfalls in bescheidenen Verhältnissen, was klar machte, dass ich außer 5 Schilling (heute etwa € 0,34) in der Stunde zusätzlich einen Kaffee und eine Semmel bekam. (Zu meiner Tätigkeit in einer berühmten Villa im Süden Wiens fällt mir außer der Prachtentfaltung des Gebäudes noch ein, dass man mir noch immer das Honorar schuldet.) Mit einer Familie freundete ich mich besonders an und war dort auch manchmal am Sonntag zum Mittagessen eingeladen, zu unvorstellbar guten Schnitzeln mit Kartoffel- und Gurkensalat. Wenn ich sonntags das Stiegenhaus des Gemeindebaus betrat, in dem sie wohnten, duftete es nach den Speisen der Haushalte, ein Menü an Wiener Spezialitäten. Wie üblich kam ich zum Unterrichten, blickte meinen jungen Freund und Schüler an und sah, dass sich seine Augen etwas gelb verfärbt hatten – eine Gelbsucht. Keine Höchstleistung medizinischer Diagnostik, trotzdem wurde ich als Lebensretter des Sohnes von der Familie gefeiert.

***

In einem Wiener Gemeindespital, in welchem ich den Turnus, d. h. die Ausbildung zum Praktischen Arzt absolvierte, freundete ich mich mit einem Kollegen an. Als Dauersekundararzt hatte er die Gewissheit, keine Karriere machen zu müssen, sondern (Nacht-)Dienste. Ein Wochenenddienst dauerte von Samstag morgens bis Montag mittags. Die Ärzte wurden damals vom Spital nicht mit Essen versorgt, deshalb wurden wir beide bei der diensthabenden Oberärztin für die Erlaubnis vorstellig, kurz das Spital verlassen zu dürfen, um etwas zu Essen zu kaufen. Mein Freund, der Dauersekundararzt, wurde von der diensthabenden Oberärztin beauftragt, auch für sie etwas mitzubringen. Er fragte: „Was darf's denn sein, Frau Oberarzt?" Sie antwortete: „Ein Joghurt und ein Ei." Mein Kollege blickte sie interessiert an und fragte: „Haben Sie Gäste?" Der Dauersekundararzt war auf allen Abteilungen tätig, das heißt, er war der einzige ausgebildete Allgemeinmediziner in diesem Spital, was mich bei Diensten mit ihm sehr beruhigte. Mit dem Wissen des Unverwundbaren – er war pragmatisiert – liebte er es zu unterspielen, den Unterwürfigen zu mimen und dies außerordentlich zu genießen. Ein „Gegenüber" schätzt üblicherweise solche Demutsgesten und beginnt eine Analyse nach deren Aufrichtigkeit viel später als bei aggressiven Verhaltensweisen. Mein Freund war auch eine zeitlang mit mir auf einer internen Abteilung tätig, die ein hochqualifizierter Wissenschaftler leitete. Bei einer der Visiten wurde mein Kollege vom Herrn Dozenten gefragt, ob er bei dem zu visitierenden Patienten schon den Blutdruck gemessen hätte. Die Antwort war: „Ich halt nix vom Blutdruckmessen." Der Herr Dozent zog die Augenbraun hoch und blickte dem so Redenden wahrscheinlich das erste Mal überhaupt ins Gesicht. Das gesamte Visitenteam – ein Traum in Weiß – vergrößerte seine Demutshaltung, d. h., die Durchschnittsgröße des Kollektivs verringerte sich, nur der Dauersekundararzt, wie erwähnt pragmatisiert, schaute gleichgültig den Herrn Dozenten an. „Dazu", erwiderte dieser, „bedarf es einer Erläuterung". Wie schön man doch sprechen kann. Unvergesslich war die Antwort: „Schaun'S, Herr Dozent, wenn'S den Blutdruck messen und er is' normal, war der Arbeitsaufwand sinnlos, is' der Blutdruck nicht normal, wird ma' nur nervös." Wortlos ging der Herr Dozent zum nächsten Bett.

***

Der Turnus ging zu Ende und niemand war an mir bzw. meiner Mitarbeit interessiert. So begann ich Spitäler aufzusuchen, um mich dort um eine Anstellung zu bewerben. Es war schwer genug, zu einer entscheidungsfähigen Führungspersönlichkeit – was auch immer das ist – durchzukommen. Jedenfalls fragte man mich immer wieder: „Wer schickt Sie?" Eine Frage, die mich bis in die Gegenwart begleiten sollte. Natürlich schickte mich niemand, und so wurde ich wieder fortgeschickt. Man ging damals viel zu Fuß. Es gab noch wenig Straßenverkehr. Eine einsame Gasse in der Brigittenau, die Sonne schien fahl, es wehte ein staubiger Wind, man blinzelte, „die Zeit stand still". Die Gefühle der Einsamkeit mehrten sich, das Selbstwertgefühl schwand, man wurde traurig, aber nicht verzweifelt, dazu war man noch zu jung. Und plötzlich glaubte man, in einem kalten Stiegenhaus zu sein, in welchem alle Türen verschlossen sind. Situationen dieser Art soll es im Leben häufig geben, besonders dann, wenn der späte Nachmittag kommt. Doch, wie schon erwähnt, Glück muss der Mensch haben, denn wenn er kein Glück hat, muss er einen Menschen haben. Als ärztebesuchender Pharmavertreter wurde ich darauf hingewiesen, dass in einem großen Wiener Ordensspital langjährig beschäftigte Oberärzte gekündigt hätten und dass dort nach Ärzten gesucht würde. Eine Chance? Ein anderer Mensch, dem ich so viel verdanke, ein dort tätiger Oberarzt – er hörte auf den Vornamen Siegfried – stellte mich dem provisorischen Leiter vor, der ebenfalls mein Leben beeinflussen sollte. Was wird nicht in der Welt gelogen! Auch ich log, als ich dem provisorischen Primar vorgaukelte, ich hätte schon immer von der Orthopädie geträumt, was wirklich nicht der Fall war. Gründe zum Lügen gibt es so viele wie Lügen selbst. Das Gespräch fand auf dem Gang statt. Er blickt mich kurz an und fragte: „Können Sie basteln?“ Zum Glück fiel mir ein, dass ich gerade in meiner kleinen Wohnung einen Vorzimmerschrank baute. Ich erwähnte dies, und es schien ihm sehr wichtig zu sein, denn er sagte: „Kommen Sie“, und ging weiter. Ich zupfte den davoneilenden Oberarzt am Ärmel und fragte: „Was soll ich tun?“ „Kommen“, sagte er. „Wann?“, fragte ich. „Na, komm am nächsten Ersten.“ Riskieren muss man auch etwas, also beendete ich meine Tätigkeit bei der Gemeinde Wien, machte einen kurzen Urlaub und erschien am Ersten, um in einem Fach tätig zu werden, nämlich in der orthopädischen Chirurgie, die bis zur Jetztzeit eine große, erfolgreiche Entwicklung nehmen sollte.

KONSERVATIVE ORTHOPÄDIE – MANUELLE MEDIZIN

Am Anfang war die Orthopädie, „das Erziehen zum Geradesein“, konservativ, später vereinte sie sich mit der orthopädischen Chirurgie zu einem gemeinsamen Fach. Die Entwicklungen in der operativen Orthopädie hat vielen Menschen die schmerzfreie Beweglichkeit ermöglicht. Die Hüftgelenksendoprothetik gilt als eine der erfolgreichsten Operationen überhaupt. Doch nicht alles, was am Bewegungsapparat schmerzt oder nicht funktioniert, kann durch operative Eingriffe beeinflusst werden. Operationen finden in Spitälern statt, in welchen die Ausbildung der Ärzte für Orthopädie und orthopädische Chirurgie, auch für Allgemeinmedizin, Rheumatologie, Physikalische Medizin, Schmerztherapie etc. anhand von stationär aufgenommenen Patienten erfolgt. Deren Hospitalisierung geschieht vorwiegend wegen nachweisbarer krankhafter gestaltlicher Veränderungen, meistens zu anatomischen Rekonstruktionen (Operationen) bzw. zu schwerwiegenden aufwendigen anderen Therapieverfahren. Doch sind wie erwähnt 85 % aller Wirbelsäulenerkrankungen unspezifisch, d. h. dass keine Befunderhebungen aus labormäßigen Untersuchungen und morphologischen Darstellungen wie Röntgen, MRT, CT eine Erklärung für die Beschwerden und damit eine Anzeige zur Operation liefern, es sei denn, man interpretiert sie falsch. Ähnliches gilt für die Diagnose „altersentsprechend“. Diese Patienten kommen vorwiegend zu niedergelassenen Ärzten, die häufig auf deren Betreuung aus oben angeführten Gründen nicht vorbereitet sind. Ärzten für Allgemeinmedizin wird in ihrer Ausbildung kein Tag in der für sie so wichtigen konservativen, nicht-operativen Orthopädie angeboten.

Die in Zahlen ausdrückbaren objektivierenden Möglichkeiten der Diagnose, Therapie und Rehabilitation sind bei schmerzhaften Funktionsstörungen des Bewegungsapparates schwierig, was auch deren wissenschaftliche Bearbeitung erschwert. Die Krankheitsbilder der 60er Jahre, in welchen meine Ausbildung begann, konzentrierten sich im stationären konservativen Bereich auf Kriegsversehrte aus dem letzten Weltkrieg, Wirbelsäulenverkrümmungen, Hüftverrenkungen, rachitischen Veränderungen. Meine sich geradezu als auffällig aufdrängenden Beobachtungen stimmten mit den Erkenntnissen der Epidemiologie überein, nämlich dass Krankheitsbilder sich ändern können, die, auf die Orthopädie übertragen als Abnützungserscheinungen bezeichnet, allmählich zu einem großen Problem der Menschen und der Sozietät werden sollten.

Auf der Suche nach Möglichkeiten der Verbesserung von diagnostischem Wissen, aber auch von nicht operativen Behandlungen, schließlich von der sich als besonders notwendig erweisenden Prävention bei schmerzhaften Funktionsstörungen des Bewegungsapparates, suchte ich auch im sogenannten paramedizinischen Raum – wie diverse medizinische Methoden genannt wurden, von welchen sich später für mich einige als äußerst effizient erweisen sollten. Ich hörte von Untersuchungs- und Behandlungsverfahren, die vorwiegend mit der Hand durchgeführt werden, nämlich der Chiropraktik und der Osteopathie, aus welcher sich später die Manuelle Medizin entwickeln sollte. Auf der Suche nach Ausbildungsmöglichkeiten in diesen Sparten hatte ich lange keinen Erfolg, auch Eingeweihte schwiegen. Bei einem Orthopädenkongress hielten chirotherapeutisch tätige Herren ein Round Table-Gespräch ab. Auf meine gestellten Fragen erfolgten nur unbefriedigende Antworten. „Wo kann man das lernen?" Die Antwort: „In Kursen" – „Wo gibt es diese Kurse?" – „Da müssen Sie in den Fachzeitschriften nachschauen" – „Welche Fachzeitschriften sind dies?" – Achselzucken. Die Kollegen genossen damals ihr manualmedizinisches Monopol und waren keineswegs daran interessiert, sich Konkurrenten zu schaffen. Es dauerte rund ein Jahr, bis ich fündig wurde.

Ich erfuhr, dass es in Hamm in Westfalen, in der damaligen BRD, eine Klinik gäbe, in der die Chirotherapie betrieben würde. Nach dem Eruieren der Adresse schrieb ich dem Chefarzt, ich würde gerne kommen und bei ihm arbeiten. Sein Antwortschreiben: Machen Sie zuerst Kurse. Ich ließ nicht locker und fragte in meinem nächsten Schreiben, welche Kurse? Die Antwort war, die Kurse in Pörtschach in Österreich, die in Kürze stattfinden würden. Dies war der Beginn einer Lehrzeit, die natürlich nie ihr Ende fand, die aber geprägt war von eindrucksvollen, zutiefst wissenden und wirklich erfahrenen, meist praktischen Ärzten.

Der erste, dessen Kurs in Pörtschach ich besuchte, war Hans Dieter Wolff aus Trier, der meine medizinische Welt veränderte. Er lehrte, dass Krankheiten Funktionsstörungen sind, Leiden Funktionszerstörungen und dass die Erkennung von Funktionsstörungen im Bereich des Bewegungsapparates durch Funktionsuntersuchungen, d. h. klinisch-manuelle Techniken möglich wäre. Und als in der zweiten Woche Doz. Dr. Karel Lewit, für mich ein wunderbares Beispiel des jüdischen Prager Intellektuellen, mit dem schönsten Pragerdeutsch zu unterrichten begann, glaubte ich zu wissen, dass es das sei, worauf ich gewartet hatte. „Intellektuell!" – Immer schon suchte ich nach einer Definition dieses Begriffes. „Künstler und Intellektuelle". Karel Lewit ließ mich erkennen, dass Intellektualität nichts mit Bildung und Intelligenz zu tun hat, dies sind selbstverständliche Voraussetzungen dazu. Doch sein ständiges Hinterfragen, sein Streben nach dem Erkennen und das bereits Erkannte wieder in Zweifel zu stellen, seine Neugierde, seine glasklaren Analysen, Definitionen und Schlüsse –, das alles ließ und lässt mich ahnen. Täusche ich mich in der Annahme, dass sich die wahren Intellektuellen ungern als solche bezeichnen lassen? Meine uncharmante Ankündigung an Lewit: „Sie werden es nicht verhindern können, dass ich zu Ihnen nach Prag komme, sagen Sie mir nur, wann ich Sie am wenigsten störe.", parierte er wie ein Torero. Die blitzschnelle Antwort eines geschulten Gehirns: „Am 1. Jänner." Doch er hatte offenbar nicht damit gerechnet, dass ich trotz des Datums, der Schneelage und des Eisernen Vorhangs nach Prag kommen, mich in einem Prager Bezirk einmieten und ihm tatsächlich einen Monat lang nicht von der Seite weichen würde. Zlata Praha, Goldenes Prag – einiges Tschechisch kannte ich

(Brigittenau), einiges lernte ich, den böhmischen Singsang des Sprechens hatte ich in mir. Wenn ich von der Seite meines Meisters und Lehrers Lewit in das winterliche Prag wich – die Bierlokale u'Kalichu, u'Flecku, Narodni Divadlo, das Nationaltheater, Rosenkavalier und Carmen auf Tschechisch, der Geiger Suk, Ma vlast, mein Vaterland von Smetana, Dvorak, zu Tiefstpreisen –, schwelgte ich in jeder Hinsicht und fühlte mich als Wiener hier zu Hause. Plötzlich verblassten die trüben Gedanken aus der staubigen, windigen Gasse in der Brigittenau, es öffnete sich eine der bisher verschlossenen Türen im kalten Stiegenhaus – ich hatte ein Ziel vor Augen.

Zugreisen nach Schweden, Reisen nach England und Ausbildung in Deutschland folgten. Im Jahre 1969 hatte ich – so dachte ich – genug gesehen, um im Spital konservativ-orthopädisch bzw. manualtherapeutisch tätig zu werden. Dieses Vorhaben unterbreitete ich meinem Chef, der es mit Recht sofort ablehnte, da er als Verantwortlicher für das Spital über diese Sparte der Medizin so gut wie gar nicht informiert war. Illegal gründete ich, um mein Wissen und Können zu erweitern, eine sogenannte Untergrundambulanz, d. h. ich betreute Menschen ohne das Wissen meines Chefs mit meiner eigenen Dokumentation, wurde in dem Spital ein Außenseiter – und nicht nur im Spital, in der Orthopädie schlechthin – eine Rolle, die ich anscheinend abonniert hatte.

DR. BRUNO KREISKY GREIFT EIN

Doch wie gesagt, man muss Glück haben. Und dies geschah in Form eines plötzlich im Spitalsbereich erscheinenden Rovers älteren Baujahres, dem der damalige Außenminister a. D. Dr. Bruno Kreisky entstieg und beim Portier nach dem Tilscher fragte. Verständnislos verwies ihn der Portier an den Chef des Hauses. Kreisky lehnte ab. Das Informationssystem im Spital funktionierte vorbildlich, man bot dem Politiker den 1. Oberarzt an. Kreisky wusste offenbar, was er wollte und bestand auf mir. Unter der Devise „wie kann er nur", holte man mich kopfschüttelnd. Es erwies sich als notwendig, einen chirotherapeutischen Griff durchzuführen. Dieser kann bei einer falschen Durchführung gefährlich werden –, daran dachte ich, als ich zur Behandlung schritt, und auch daran, dass ein Exil in Australien vielleicht zu wenig weit entfernt sein könnte. Ein übergroßes Risiko also. Doch wiederum, das Glück, es funktionierte. Australien war vergessen, und was besonders wichtig war, der spätere Bundeskanzler, der mich auch weiterhin konsultieren sollte, hatte – ohne zu wissen – bewirkt, dass mir im Orthopädischen Spital niemand mehr meine Form der Medizin verbot. Ganz im Gegenteil. Meine leichte Nervosität Dr. Kreisky gegenüber sollte sich allerdings nicht so schnell legen. Als ich später einmal zu ihm gerufen wurde, schnitt ich mich vor Aufregung kurz vorher bei einer eiligen Rasur in die Wange. In sein Zimmer tretend, war das Erste, was er tat, mir ein Plaster zu besorgen, das er mir eigenhändig auf die Wunde klebte. Obwohl mir die Situation begreiflicherweise ein wenig peinlich war, hatte seine ganz selbstverständliche Geste und der damit verbundene, kurze Rollenwechsel zwischen Arzt und Patient zur Folge, dass sich meine Befangenheit mehr und mehr zerstreute.

PROFESSOREN UND ANDERE MENSCHEN

Ein Titel nur muss sie vertraulich machen,
dass Eure Kunst die Künste übersteigt.
Goethe

Ordentliche Universitätsprofessoren, außerordentliche Universitätsprofessoren, Titularprofessoren wie Karl Farkas und Heinz Konrads, aber auch die Mittelschullehrer, die als Professoren angesprochen werden –, sie alle eint die Tatsache, dass sie kaum wissen, warum sie eigentlich Professoren heißen und was somit ein Professor ist. Medizinalrat bzw. Obermedizinalrat – darunter kann man sich etwas vorstellen, auch unter Dozent. Aber Professor?

Eine für mich verbindliche Version der Erklärung und Bedeutung dieses Titels hörte ich vor unzähligen Jahren von dem eloquenten und pädagogisch ausgezeichneten Anatomen Dozent Dr. Krause. Er erzählte, dass die Medizin des Mittelalters in ihren Erkenntnissen noch immer auf Galen, den Leibarzt von Mark Aurel zurückgegriffen hatte, bis neue medizinische Genies die Weltbühne betraten. Allerdings gab es weiterhin Ärzte, die sich zur Lehre Galens bekannten. Sich bekennen heißt lateinisch profiteor (eine Deponens, man erinnert sich) – der Zusammenhang zu professus sum – ich habe mich bekannt, scheint damit gegeben. Zurück zu den Professoren. Auch sie haben sich geändert. Ändern ist nicht immer ein Ausdruck des Wollens, denn die Zeiten ändern sich und wir mit ihnen. Im Haus der Ärzte im 9. Bezirk sieht man sie auf Bildern, die von damals –, dunkel, grau, würdig gekleidete Herren, die sich anscheinend das Lachen abgewöhnt hatten. Ich selbst habe sie noch teilweise erlebt, die Professoren des alten Typs, zutiefst gebildete Herren, hinreißende Despoten, Egoisten, die über das Leben ihrer Mitarbeiter verfügten, bei guter Führung hatten diese allerdings eine große Karriere zu erwarten.

Gegenwärtig haben es Universitätsprofessoren nicht leicht. Da gibt es wenige Kongresse, die sie auslassen dürfen: da und dort zu sein, Verbindungen zu knüpfen, Qualitätskontrollen von sich und anderen durchzuführen, gesehen zu werden, selbst sehen, Vizepräsident einer „Association" zu werden, später sogar Präsident, sich im letzten Flugzeug vor dem Wochenende auf dem Weg nach Hause zu treffen, (private) Einladungen anzunehmen (wer kommt?), sie selbst auszusprechen, bei der Eröffnung der Spitalsabteilung, Klinik, beim Empfang dabei zu sein, ... Daneben wachsen ihre Oberärzte heran, die auch ihre Pläne haben, selbst Dozenten, Professoren und Primarii werden wollen und die Verlockung spüren, mit oder ohne Wissen des Chefs, das von ihm erhaltene fachliche Können unter anderem auch dessen Patienten anzubieten oder zumindest ihre Bereitschaft dazu zu signalisieren. Die Aufgaben in zwei Welten zu bewältigen, wird mühsam: vorrangig die medizinische Betreuung der Patienten mit höchster Qualität durchzuführen, andererseits mit wissenschaftlichen Leistungen weiterhin die Qualifikation des Professors zu beweisen.

Man muss wissen, ob es sich lohnt.
Meiner Vorstellung von Universitätsprofessoren – Eine Welt, die eine schönere war (Weinheber) – entsprachen viele, einige davon scheinen mir besonders erwähnenswert.

* * *

Univ. Prof. Dr. Antoine – ein Gynäkologe von Rang und Namen. Ich war bei seiner Vorlesung, seine Oberärzte (selbst Professoren), seine Schwestern, Hospitanten kamen, es war wie bei einem Hochamt. Sein eher ausdrucksloses Gesicht begann durch seine Augen zu leuchten und zu brennen. Am Ärzteball erschien er im Frack, den er so trug, als hätte er ihn täglich an. Dieser Mann schenkte mir, einem medizinischen Kleinkaliber, sein Vertrauen. Seine Pünktlichkeit war allein schon eine Sensation. Auf die Minute genau öffnete sich die Tür und der große Professor war da. Mehrmals durfte ich ihn behandeln und später einmal erhielt ich von ihm ein wunderschönes Kunstbuch mit einem handschriftlichen Brief, in dem mir unter anderem versichert wurde, nicht undankbar, sondern verhindert gewesen zu sein, mir möglichst rasch zu danken.

* * *

Einer der ersten Geriater, Univ. Prof. Dr. Doberauer, der auch lange Jahre Kongresse in Gastein abhielt, schenkte mir ebenfalls sein Vertrauen. Ich durfte ihn stationär behandeln und dabei meine Vorgesetzten, die ehrwürdigen Schwestern, davon überzeugen, dass es Menschen gibt, die ohne Rauchen nicht sein können. Er war einer davon. In dem kleinen Einzelzimmer roch es wie früher in einem Kaffeehaus. Ende der

70er Jahre lud er mich um die Osterzeit ein, in Hofgastein einen Vortrag zu halten. Ich war der vorletzte Redner dieses Kongresses und mein großer Mentor kündigte mich und meinen Vortrag an. Er erklärte, er könne nur durch meine Hilfe hier sein und sagte nochmals öffentlich Dank. Dann kam Univ. Prof. Dr. Neumayer, er war Internist, Chef in einem Gemeindespital, Leibarzt der Großen aus Politik und Wirtschaft, und hielt einen Vortrag über die Todesursachen von Beethoven, Schubert und Mozart. Er hatte einige Mitglieder der Wiener Philharmoniker mitgebracht, mit welchen er als Pianist gemeinsam das jeweils letzte Kompositionsstück der genannten Künstler vorspielte. Die Wiener Philharmoniker spielen nicht mit jedem, auch wenn er zahlt ... Als er und seine Musiker den Vortrag und das Spiel beendet hatten, stand das Publikum wortlos auf, um zutiefst beeindruckt den Saal zu verlassen. Dieser große Internist, mit dem ich noch immer befreundet sein darf, schreibt neben seiner Arbeit und der Musik noch fesselnde Bücher über das Leben und Sterben großer Menschen, und es fällt einem schwer zu sagen, in welcher Sparte er das höchste Können aufweist, in der Medizin, in der Musik oder in der Literatur.

***

Der Psychiater Univ. Prof. Dr. Erwin Ringel versuchte, nicht nur seine Patienten, sondern auch die österreichische Seele zu durchschauen. Es gelang ihm unter anderem, als Seelenarzt mit einer Matinee die Staatsoper zu füllen, die unter dem Titel „Die seelische gestörte Familie in der Oper“ Passagen aus entsprechenden Musikdramen zu Gehör brachte. Es begann mit der Oper Hänsel und Gretel –, dem Prototyp des Märchens, das wir Eltern unseren Kindern als akzeptable Alternative zu den Comics empfehlen. Dass in der Handlung Verbrechen beschrieben werden, wie die Kindesweglegung, Kannibalismus, Mord durch Verbrennen, „die Hexe musste braten, die Kinder gehen nach Haus, nun ist das Märchen von Hänsel und Gretel aus", vergisst man. Rigoletto kam vor, es fehlte auch Elektra nicht. Psychische Abnormitäten sind Dramen, die zu weiteren großen Dramen führen bzw. diese dramatisch beenden. Aber seine Matinee endete wieder mit einem Zitat aus Humperdings Hänsel und Gretel: „Und singet und tanzet und kommet zum Ringelrein". Erwin Ringel litt an einer neurologischen Systemerkrankung und wurde zusehends immobil. Seine orthopädischen Probleme vertraute er mir an und zu meiner Habilitationsfeier erschien er im Rollstuhl. Es gab einige wunderbare Laudationes, die kürzeste von Regisseur Franz Antel: „Meine Damen und Herren, ich bin ein Patient von Hans Tilscher." Er hob und senkte schmerzfrei die Arme. „Schauen Sie mich an." Erwin Ringel im Rollstuhl fragte mich augenzwinkernd: „Soll ich jetzt hinausfahren und sagen: Ich bin auch ein Patient von Hans Tilscher, schauen Sie mich an." Ich bat ihn, darauf zu verzichten.

* * *

Ärztebesucher einer pharmazeutischen Firma zu sein, bedeutet einen finanziellen Zuschuss zur Lebenserhaltung eines Spitalsarztes, andererseits ist es auch der Grund für häufige Demütigungen durch Patienten, die einen nicht vorlassen, durch verärgerte Sprechstundenhilfen, die unter Zeitdruck stehen und durch verschreibende Ärzte. Im 1. Bezirk besuchte ich einen damals äußerst berühmten Frauenarzt, Univ. Prof. Dr. Braitenberg-Zenoberg. Nach längerer Wartezeit kam er kurz aus seinem Zimmer, sagte mir, er hätte für mich keine Zeit und ließ mich stehen bzw. gehen. Jahre später sah ich ihn in der neuro-orthopädischen Ambulanz wieder. Er kam als Patient und es konnte ihm geholfen werden. Nach Beendigung der Behandlung bekannte ich, dass ich ihm schon einmal begegnet war und zwar als Pharmavertreter. Wahrscheinlich hatte er schon viele Pharmavertreter – das ist natürlich sein gutes Recht – hinausgewiesen, denn er fragte mich, wie schon ein anderer vorher: „War ich grauslich?“ Wieder dachte ich, „was verbirgt sich hinter einer solchen Frage?“ Ich antwortete ihm: „Es ging“. Einige Monate später brachte er meinen Sohn zur Welt.

* * *

Wie schon mehrfach erwähnt, spielt das Glück, d. h. am rechten Ort zur rechten Zeit richtig zu handeln, eine große Rolle. Als konservativer Orthopäde, der sich mit der Manualmedizin auseinandersetzte, wurde ich weiterhin schlicht „Chiropraktiker“ genannt. Es ist manchmal schwer, sich gegen Titel, wie auch gegen Spitznamen zu verwehren. Der genannte Titel drängt aus der wissenschaftlich begründeten Medizin hinaus und diskriminiert in gewisser Weise. In der Schule des Neurologen, der als mein Prüfer bereits Erwähnung gefunden hat, und des Psychiaters gab es viele begabte Ärztinnen und Ärzte, die später große und bedeutsame Positionen bekleiden sollten. Unter ihnen war der spätere Ordinarius für Neurologie in Innsbruck, damals noch Dozent und Oberarzt, Dr. Gerstenbrand. Er hatte von mir gehört, und man stelle sich vor – er kam auf mich zu. Er sollte mich mein Leben lang immer wieder begleiten. Das rasche „Schalten" ist neben seinem Wissen eine seiner großen Eigenschaften. Er erkannte unter anderem, dass der Bewegungsapparat nicht nur Erfolgsorgan des zentralen Nervensystems ist, sondern dass dieser auch unter anderem entsprechende Informationen über die Haltung und Bewegung des Körpers an das Zentralnervensystem – ein äußerst störanfälliges System – liefert. Es war seine Idee, mit mir gemeinsam eine Ambulanz an der Neurologischen Universitätsklinik zu gründen. Wir verabredeten uns und wurden bei seinem Chef vorstellig. Ich schlug mit kurzen Worten vor, eine chirotherapeutische Ambulanz zu etablieren. Der Ordinarius wirkte sichtlich schockiert, als er das Wort Chirotherapie hörte und anscheinend Chiropraktik verstand, und wir fanden uns beide schnell auf dem Gang wieder. Franz Gerstenbrand ließ nicht locker. Eine Woche später wurden wir erneut bei dem Ordinarius vorstellig und argumentierten diesmal, wir würden eine neuro-orthopädische Ambulanz gründen wollen. Das gefiel. Elf Jahre lang führte ich diese als Volontär, d. h. unbezahlt. Unbezahlbar waren allerdings auch die Erfahrungen, die man als auf Funktion und Fehlfunktion orientierter Orthopäde aus der Neurologie erlernen konnte. Mir wurde klar, dass die Orthopädie nicht die Lehre vom Stütz- und Bewegungsapparat ist, in welchen das Nervensystem nur störend eingreift. Die Ambulanz bestand auch unter der neuen Führung der Klinik weiter. Der neue Ordinarius erfreute mich mit der Aussage, er hätte sich schon immer einen Chiropraktiker wie mich gehalten. Schon wieder der „Chiropraktiker" und das „Gehaltenwerden". Neurotisch, überempfindlich? Ja! Auch er wirkte später als Befürworter dieser „Neuro-Orthopädie" – ein Name, der lange Zeit auch in Deutschland als Teil der konservativen Orthopädie verwendet wurde, wie beispielsweise bei den Kongressen in Erlangen von Prof. Hohmann.

* * *

Ärzte ohne Anatomie gleichen Maulwürfen: Sie arbeiten im Dunklen und ihrer Hände Tagewerk sind Erdhügel. (Tiedemann – Zitat aus dem Vorwort zu „Allgemeine Anatomie", von Univ. Prof. Dr. Sieglbauer) Damals organisierte der Universitätsprofessor für Kinderheilkunde in Salzburg, Univ. Prof. Dr. Dr. Huber, alljährlich einen Kinderärztekongress in Obergurgl. Interessiert an den konservativ-orthopädischen Aspekten des jugendlichen Bewegungsapparates, wie z. B. den klinischen Untersuchungen der Muskelfunktionen, wurde ich zu diesem Kongress eingeladen, und das viele Jahre lang. Die Mehrzahl der Teilnehmer und Referenten kamen verständlicherweise aus dem Westen Österreichs, besonders aber nahmen viele Ordinarii der Universität Innsbruck teil. Einer davon war der Ordinarius für Anatomie, Univ. Prof. Dr. W. Platzer, den ich alljährlich in Obergurgl mit seiner hinreißenden Frau traf. An funktioneller Anatomie zutiefst interessiert, durfte ich sogar seine Hauptvorlesung über die Normalfunktionen des Achsenorgans Wirbelsäule an der Universität Innsbruck halten. Auch der damalige Ordinarius für Physikalische Medizin schätzte anscheinend meine Tätigkeit, woraus sich für mich wertvolle Kontakte ergaben, denn ich plante meine Habilitation. Ansuchungen in Wien wurden jedoch promptest abgewiesen. Ich wurde darauf aufmerksam gemacht, dass ich in jeder österreichischen Universität habilitieren könnte. Zunächst versuchte ich es ein weiteres Mal in Wien, und ich hoffe heute noch, dass meine Widersacher nicht zu viele Stunden damit verbringen mussten, meine erneute Ablehnung zu formulieren. In der Zwischenzeit lief allerdings auch mein Habilitationsverfahren in Innsbruck, wovon in Wien niemand erfahren hatte. Schließlich fuhr ich im Winter 1982 mit dem Zug nach Innsbruck zum Kolloquium. Der Vorsitzende des Habilitationsausschusses, der Anatom Univ. Prof. Dr. Platzer, konnte mir schließlich nach eingehender Prüfung mitteilen, dass ich – das Einverständnis des Bundespräsidenten vorausgesetzt – Universitätsdozent sei. Die erste und einzige, die ich davon informierte, war meine Sr. Clariana, die Sr. Oberin des Orthopädischen Spitals, in welchem ich arbeitete. Ihre Freude und die ihrer Mitschwestern war auch deshalb so groß, weil seit langer Zeit kein Arzt dieses Hauses mehr die „venia docendi" erhalten hatte. Sie verkündete die frohe Botschaft an viele, auch an jene, die sie dadurch wohl nicht gerade erfreute und die teilweise sogar tief schockiert waren. Einer davon verließ an diesem Tag verfrüht den Arbeitsplatz – hätte ich mich entschuldigen sollen? Es ist verständlich, dass ich seither mit unvermindert intensiven Gefühlen der Dankbarkeit nach Innsbruck fahre, dessen Professoren mir vorurteilsfrei eine Chance gegeben hatten. Innsbruck, mon amour.

* * *

Auf dem Gelände des Orthopädischen Spitals hatte sich zunächst auch das Niederösterreichische Kinderspital befunden, welches jedoch eines Tages umgesiedelt wurde. Nun stand dem Orthopädischen Spital auch dieses leere Haus, der Pavillon II zur Verfügung. In dieser neuen Situation suchte man möglichst rasch nach effizienten Lösungen. Da gab es die Idee der Gründung einer Rheumaabteilung, die Idee einer Altersorthopädie –, die Anbieter mehrten sich. Ich selbst hatte den Plan, ein kleines Schloss in Niederösterreich zu kaufen und dort ein Zentrum für konservative Orthopädie und Rehabilitation zu schaffen. Die ehrwürdige Schwester Evelyne assistierte mir bei einer Frostbeulenoperation – dabei hatte sie die Angewohnheit, mir bei Handgriffen, die ihr missfielen, mit ihrer Schere auf die Finger zu klopfen. Zwischendurch fragte sie mich, was meine Meinung zum Pavillon II wäre. Ich erklärte ihr, dass ich in einem Privatspital, damals noch nicht mit Öffentlichkeitsrecht, sehr teure Sparten wie Rheumatologie und Geriatrie nicht wählen würde. Plötzlich blickte sie mich etwas genauer an und fragte: „Was würden Sie denn tun?" Ich sagte: „Eine Abteilung für konservative Orthopädie gründen." Die unvermeidliche nächste Frage war: „Was ist das?" Meine Antwort: „Etwas, das nicht viel kostet, aber viel bringt." Dieses Gespräch blieb nicht ohne Folgen. Einige Wochen später hatte ich Wochenenddienst. Ein hochrangiger katholischer Geistlicher lud mich nach der Messe zu einem Spaziergang ein. Er wurde sofort konkret und wollte etwas über die konservative Orthopädie wissen. Er litt an einem kriegsbedingten Gebrechen, das ich nach dem Spaziergang sofort näher analysierte

und behandelte, was für ihn überraschend eine augenblickliche leichte Besserung zur Folge hatte.
Doch dann geschah nichts weiter. Die Kirche kann warten, ich konnte es auch. Eines Tages wurde ich in die Verwaltung gerufen, um dort einen Vertrag zu unterschreiben, der mich zum Primar einer Abteilung für konservative Orthopädie machen sollte. Ich musste den Vertrag jedoch aufgrund der ungünstigen Bedingungen ablehnen. Selten sieht man so überraschte Augen, wenn man ein medizinisches Nichts zum Primar ernennen möchte und dieses Nichts lehnt ab.
Und wieder verging die Zeit, Wochen, Monate. Vielleicht dachte man, das Nachdenken, die Spannung und die Zeit würden mich umstimmen. Doch ich träumte weiterhin vom Schlösschen. Alles andere war mir fern. Die Kirche kann warten, aber das Ordensspital konnte es nicht. So durfte ich eines Tages mithilfe eines Anwaltes einen für beide Seiten guten Vertrag abschließen, der später sogar auf Lebenszeit verlängert wurde – ich dürfte also heute noch dort arbeiten, gelegentlich hätte ich auch Lust dazu.
Das Ordensspital – welch große geistliche Damen durfte ich dort kennenlernen! Wichtigste Fürsprecherin für mich scheint – und ich bin sicher, dass Sie es war – Sr. Oberin Clariana gewesen zu sein. Aus dem bäuerlichen Bereich entstammend hatte sie den Schleier genommen, um Gott zu dienen. Sie hatte, wie viele andere auch, nicht damit gerechnet, dass sie eines Tages ein Spital leiten sollte, in dem sie in besonderem Ausmaß der Gnade Gottes bedurfte. Bis vor Kurzem stand ich mit ihr in Kontakt, mittlerweile hat sie das Haus ver-

lassen, um im Provinzhaus weiterzuleben. Ein Primariat hat es vor mir nicht gegeben, und es endete auch nach 31 Jahren meiner Tätigkeit, nachdem ich 29.500 Menschen betreuen durfte. Oft sprach ich bei der Sr. Oberin Clariana vor, weil wir bei der Entwicklung unserer Abteilung doch immer wieder neuer Anschaffungen benötigten. Häufig begannen ihre Reaktionen darauf mit dem Worten: „Sie müssen zuerst einmal demütig werden." Sehr demütig. Natürlich dachte ich dann, das könne nicht die Lösung sein. Jetzt, nach vielen Jahren, wird mir allmählich klarer, dass Demut ihre Bedeutung hat.
Eine Ehrwürdige Schwester, die ich immer wieder behandeln durfte, lud mich zu ihrer ewigen Profess ein, „Profiteor", das Wort wurde schon genannt. Sie scheint keine anderen Bekannten oder Verwandten gehabt zu haben. Es war ein kalter Jännertag, als sie und einige andere Damen, mit welchen ich noch viele Jahre zusammenarbeiten sollte, demütig auf dem Bauch liegend (Prostratio) drei Dinge gelobten, welche letzten Endes die Geheimnisse des menschlichen Lebens betreffen. Sie gelobte Armut und entband sich so jeglichem Zwang, dem Geld nachzujagen. Sie gelobte Gehorsam und stabilisierte somit ihr Leben unabhängig von Mode, Launen und innerem Zwiespalt. Sie gelobte Keuschheit und entfernte somit ein Problempotenzial aus ihrem Leben, das ganze Bibliotheken füllt.
Die Ehrwürdige Sr. Angelinia war meine erste Stationsschwester, eine Südtirolerin mit der Kraft des Glaubens und der Berge. Selbstbewusst und hilfsbereit zeigte sie Symptome des urchristlichen Kommunismus, sie war ständig auf der Seite der

besonders armen und mitleiderregenden Menschen. In ihrem fachlichen Können war sie Fürsorgerin mit sozialem Gewissen und von ausgleichender Gerechtigkeit. Eigentlich war sie meine Partnerin im Spital.
Sr. Brigidia war jene ehrwürdige Dame, die es mit mir am längsten ausgehalten hat, gütig, verlässlich, aktiv, immer ansprechbar. Eines Tages wurde sie von mir abgezogen, um als Oberin den Orden zu leiten. Doch sie kam wieder zurück und ist bis heute noch für mich erreichbar. Wir haben seit vielen Jahren wöchentlich telefonischen Kontakt.
Sr. Kunigund stand mir viele Jahre zur Seite. Ohne sie alle und ohne die Stationsgehilfin Danitza, die Sr. Helga und die Sr. Claudia und die Stationshilfen hätte ich trotz meiner ärztlichen Mitarbeiter nicht so großen – man darf es durchaus so sagen – menschlichen und medizinischen Erfolg gehabt. Ich erinnere mich an das Wr. Gemeindekrankenhaus, in welchem ich den „Turnus" absolviert habe, als sich ein Primar der gynäkologischen Abteilung während der Weihnachtsfeier mit seinen Danksagungen und Lobpreisungen vor allem an die Schwestern und an das Personal gewandt hat, um später zu betonen, dass er das absichtlich getan habe, denn ohne dieses Team inklusive der Hebammen hätte er keinen Tag überstehen können, ohne seine ärztlichen Mitarbeiter allerdings schon.
Gelegentlich kam ich in das Provinzhaus nach Stockerau. In einem Eck des Gartens steht ein Baum, bei dem angeblich der ursprüngliche Landesheilige von Niederösterreich, St. Koloman, hingerichtet worden sei. Auf dem Friedhof mit

den gleichmäßigen, einfachen Gräbern und Grabplatten lese ich dann die Namen von Menschen, die ihr Leben Gott verschrieben hatten und deren tatsächlich aufopfernde Tätigkeit von mir als zusätzliches Gebet interpretiert wird, welche gemeinsam mit ihren Taten vor dem Richter stehend – ich bin sicher – Gnade empfangen werden.

VEREINE, VERBINDUNGEN, SEILSCHAFTEN

Aufgrund der großen Dichte von Vereinen und deren Mitgliedern in Österreich hat die Gründung eines „Vereins der Vereinslosen" wenig Aussicht auf Erfolg!

Der Mensch ist nur in der Gemeinschaft, im Kollektiv, lebensfähig. Durch die Bildungen von Gruppen, Vereinen, Vereinigungen, Verbindungen, Kollektiven, Gemeinden, Länder, Staaten gelingt die Verfolgung gemeinsamer Ziele. Dahinter stehen zahllose Menschen, die mit Fleiß, Geschicklichkeit, Wissen und Anständigkeit das schaffen, was uns leben lässt, schöner leben lässt. Man wird von Gefühlen der Dankbarkeit und der Hoffnung erfüllt. Als Teil, als Mitglied, als Bürger ist man durch Name, Geschlecht und Geburtsdatum identifizierbar und hat die Pflicht, zur Kommunität beizutragen und das Recht, etwas zurückzuerhalten. In der Unausgewogenheit beider liegt das große Konfliktpotenzial der Menschheit. Wer nimmt mehr und gibt weniger, wer gibt mehr und nimmt weniger? Es werden hierarchisch gegliederte Gruppen geschaffen, deren Aufgabe es ist, diese Prinzipien des Gemeinsamen zu realisieren. Die Bildung von Kasten, Klassen, Gesellschaftsschichten, Adel, Bürger, Geistlichkeit und Parteien basiert letzten Endes darauf, aber auch der ständige Ärger mit den dadurch entstehenden sozialen Problemen, Privilegien und Benachteilungen, der Grund für die Vielfalt von Ereignissen seit der frühen Geschichte ist, dass die Dynamik der Zeit die gestellten Ziele, deren Verfolgung und deren emotionelle Einschätzungen ständig ändert. Die menschlichen Prinzipien der Rangordnungen und deren Einflussnahme auf das Geschehen ist ein weiteres unveränderliches Faktum. Ebenso menschlich ist es, bei entsprechenden Gruppenbildungen eine gewisse verbindliche Uniformität anzustreben, sichtbare, hörbare und fühlbare Symbole der Vereinigung zu schaffen, die, ebenso wie Aufnahmerituale und Feste, die Mitglieder nicht nur emotional, sondern auch durch gesetzesähnliche Regelungen binden und Abweich- oder Variationstendenzen verhindern sollen. Auch der ärztliche Beruf findet überall seine Organisation, was Ausbildung, Weiterbildung, Vertretung in der Öffentlichkeit etc. anbelangt. Auch hier kann man auf gewisse Rituale nicht verzichten, die Promotion wird noch immer feierlich begangen, die Vertreter der Universität erscheinen im Talar. Es wird mit Handauflegen auf den Stab und Blick auf den Promotor „Spondeo" (ich gelobe) gesagt. Ein gesellschaftlicher Aufstieg – man ist Doktor und soll als dieser angesprochen werden. Die Eintragung in der Ärzteliste macht einen zu einem unverzichtbaren Mitglied der Standesvertretung, eine Körperschaft des öffentlichen Rechts. Kollektive, wo man hinschaut. Einzelgänger gibt es nicht, auch wenn sie sich das einbilden. Kontrollen, durch Gesetz, durch Vereinsvorschriften, durch Moral und Religion machen hier das allzu Menschliche erträglich.

Ober-, Unter-, Vorsitzender, Präsident, Vize, Sekretär, Schriftführer, Ideologe, ... Oft zeigt sich, dass nach den ursprünglichen Initiatoren zur Bewältigung von diversen Aufgaben eine weitere Welle von Aktivisten kommt, die andere Ziele, andere Methoden haben, die also die Ideologie verändern und mit ihr die bisher geübten Vorgehensweisen. Eitle, Besitz- und Machtgierige werden angelockt, und diese müssen nicht immer die Besten sein. Es ist angenehm, wenn neben der Verfolgung der eigenen Eitelkeit – Titel und Orden sind hier sehr begehrt – auch ökonomische Vorteile erwachsen. Der natürliche Drang, sich in seiner Wertigkeit innerhalb der Hierarchie rangmäßig zu steigern, ist eine Gegebenheit. In Krisenzeiten einer Vereinigung kommen Bewegungen in die wohlgestaffelte Gesellschaft. Einer lässt sich zum Vizepräsidenten küren um später Präsident zu werden (das ist der demokratische Weg) oder einer setzt den Präsidenten ab und sich selbst ein (das ist der marxistische Weg). Von der Gleichheit aller Individuen, von der zuweilen geträumt wird, besteht nirgends ein Ansatz (K. Lorenz).

* * *

Früh hatte die Politik die Medizin in ihren vielen Bedeutungen besonders für den Sozialstaat erkannt. Doch die auch hier entstehenden Machtzentren scheinen nicht nur ihre vorgeschriebenen Ziele zu verfolgen. Dazu gehören auch die verschiedensten Besetzungsszenarios, wo wieder einmal das „Wer schickt Sie? Gehört er zu uns?“ eine erhebliche Rolle spielt. Und wenn man zu niemandem gehört, was dann? Für welche Posten, Dotationen und Privilegien kommt man nicht in Frage? Für Menschen, die bestellt werden und dadurch ihre überdurchschnittlichen Fähigkeiten zur Lösung von erwarteten Aufgaben anbieten, kann dieser Werdegang durchaus als akzeptabel gelten, doch wenn statt der gemeinschaftlichen Ziele lediglich private Interessen verfolgt werden, eher nicht. Kontrolle und Kontrollgruppen reihen sich dabei leider allzu oft nahtlos in das Machtschema ein.

Nun ist gerade das medizinische Tun in der Regel eine Aufgabe für das Team, welches von den oben geschilderten menschlichen Eigenschaften mitgetragen wird. Auch in der ärztlichen Welt bewegt sich der Kreis des Tuns, des Verhinderns, des Einflussnehmens. Vereinigungen können entstehen, die mit ihren ähnlichen oder konträren Zielen untereinander zur Konkurrenz werden. Aber auch was einzelne Personen betrifft, gibt es die Möglichkeit Feindbilder aufzubauen. Vielleicht findet man auf diesem Weg auch eine Beschäftigung, wenn die Mitglieder unruhig werden, neue Ziele also, die ablenken und latente Aggressionen aktivieren und kanalisieren sollen. Ein Feindbild zu werden, das kann jedem, der nicht clubmäßig geschützt wird, leicht passieren, besonders wenn er Erfolg hat – ein Grund zum Ärgernis also –, doch kann es zum Missvergnügen der Verfolger dazu führen, Fähigkeiten in dem Betroffenen zu aktivieren, die sonst ungenützt in ihm geruht hätten. Das Unternehmen der Verfolger misslingt, der Kommentar der Glücklosen könnte sein: „Man kann über ihn sagen was man will, aber man muss zugeben ...“ Bei Niederlagen wird man wieder zum Menschen.

* * *

Unvorbereitet auf diese Mechanismen versah ich meine Volontärstätigkeit auf unserer Ambulanz der Neurologischen

Universitätsklinik Wien. Eines Tages erschienen Mitarbeiter eines Ordinarius, der, wie ich später zunehmend feststellen musste, mich nicht gerade mochte. Die Kollegen kamen innerhalb zweier Monate öfters vorbei, ursprünglich sicherlich zur Beobachtung und Kontrolle meines Tuns, später auch aus Interesse. Kurz darauf fand die jährliche Van-Swieten-Tagung statt, die Herren, die bei mir zugeschaut hatten, standen als Redner über mein Thema Neuro-Orthopädie und Manuelle Medizin im Programm. Meine Anmeldung zu einem Vortrag zu diesem Thema wurde abgelehnt. Natürlich saß ich bei ihren (meinen) Vorträgen in der ersten Reihe. Dass ihnen die Situation sichtbar peinlich war, sprach für sie. Ob sie das ihrem Chef gesagt haben, weiß ich nicht. Eine Falle war es jedenfalls, als man mich einlud, über die konservative Therapie der Hüftarthrose (Gelenkabnützung) zu sprechen, ein Thema, das am Beginn dieser Erkrankung, beim Warten auf den Operationstermin und selbstverständlich auch nach der Operation durchaus wichtig ist. Was mich schockierte und ich später eigentlich nie wieder erlebt habe, waren Beschimpfungen bereits während meines Vortrags. Der mich nicht liebende Vorsitzende bezeichnete meinen Vortrag nicht nur als schlecht, sondern geradezu als gefährlich. Eine öffentliche Hinrichtung, die bezweckte, mir die Lust zu nehmen, weitere Vorträge zu halten.

* * *

Automatisch stellt man sich die Frage: Böse Menschen, gibt es die? Gemeint sind dabei natürlich nicht solche, die geschriebene Gesetzen verletzen, doch es gibt auch ungeschriebene.

Intriganten, bösartig – wie auch immer sie genannt werden –, fast jeder stößt eines Tages auf sie, wird von ihnen in irgendeiner Form beleidigt, gedemütigt, in seiner beruflichen Karriere oder im Privatleben merklich gestört. Im Durchschnitt sind es intelligente Böse, die einen oft lange verfolgen. Viele Menschen können so einen Bösen bei sich haben, der sie lange bedrängt. „Das Schwert haben die Bösen gezogen." „Ihr Schwert wird ins eigene Herz dringen." (Psalm 37:14,15). Das Gute siegt! Doch was geschieht mit diesen Bösen? Verschlingt sie die Hölle? Büßen sie für ihre Sünden? Rückblickend kann ich sagen: Nein! Viele leben munter weiter wie bisher und Unglücksfälle scheinen nach statistischen Erkenntnissen gleich verteilt zu sein und alle zu treffen. Natürlich wünscht man sie zur Hölle, aber man muss sich die Überlastung des Herrgottes vorstellen, würde er all diesen Wünschen, die pausenlos geltend gemacht werden, folgen. Ein Massensterben würde einsetzen, und wir (die Guten?) würden immer weniger werden. Das Gute siegt? Eine Hoffnung für jeden, der seine Probleme hat, Gerechtigkeit einfordert und eigentlich Rache haben möchte. Rache! – Wo und wie findet man sie?
Hier beginnt die Faszination des Westernfilms und des Cowboygenres. Hier siegt immer John Wayne, Bruce Willis und Mel Gibson überleben und alle vernichten das Böse, ein wahrer Genuss. Man kann den Drehbuchautoren nur gratulieren. Sie bringen uns die Rache, ein Gefühl, das wir uns häufig wünschen und selten bekommen. „High Noon", 12.00 Uhr Mittag, Gary Cooper, keiner zwingt ihn, dass er in dem Städtchen bleibt, wo bald Verbrecher auftauchen werden, die ihn

ermorden wollen. Auch seine Gattin kann ihn nicht überreden zu fliehen. Doch das Gute siegt. Fragen wir einmal *nicht* den Drehbuchautor.
Als misstrauischer Arzt (Differenzialdiagnose – was könnte es sonst noch sein?) denkt man auch an folgende Versionen: Sheriff Kane wird einsichtig und flieht oder er stirbt als Held –, der Heldentod ist ein Ausdruck, der in der medizinischen Nomenklatur nirgends vorkommt. Der übriggebliebene Chefverbrecher wartet zunächst ein bisschen ab, denn die Zeit heilt (nicht nur) Wunden, dann, allmählich, bildet er eine Pressuregroup – er ist ein intelligenter Böser – und wird eines Tages Bürgermeister der Stadt, kommt in das regionale Parlament, um dann sogar ... Aber das gibt es ja gar nicht. Man sieht, welche dummen Einfälle ein Mediziner manchmal hat, man soll nicht Drehbuchautor spielen wollen.

* * *

Im Prinzip war mir bei meinem Vortrag Recht geschehen, denn große Wissenschaftler haben die Aufgabe, Entwicklungen in der Medizin auf ihre Seriosität und auf ihre Effizienz hin zu untersuchen, was einen großen Schutz für die Patienten bedeutet. Doch haben die elitären und entscheidungsberechtigten Personen damals überhaupt gewusst, was ich tat? Beurteilungen sollten nur nach einer Prüfung erfolgen. Verurteilen ohne Prüfung ist bequemer, doch für die Bequemlichkeit werden Verantwortungsträger nicht bestellt. Unabhängig von meiner persönlichen Tätigkeit als konservativer Orthopäde zeigt sich aber heute immer mehr die Divergenz zwischen chirurgischer Orthopädie und der von ihr sträflich vernachlässigten konservativen Orthopädie, nicht nur in Österreich. Ein Blick auf die Programme orthopädisch-chirurgischer Kongresse lässt nachdenklich werden. Es scheint, dass aufgrund dieser Entwicklung die konservative Orthopädie allmählich von anderen Fächern (Schmerztherapeuten, Physikalischen Medizinern, Rheumatologen, nichtärztlichen Heilern) übernommen wird.

ÄRZTE UND IHRE STANDESVERTRETUNGEN

Die Ärztekammer ist eine zutiefst notwendige Körperschaft öffentlichen Rechts, wie immer sie zusammengesetzt ist, sie wird gebraucht. Als junger Mensch baut man meist schnell seine eigenen Moralvorstellungen auf, eigene Zielsetzungen, die sich ständig ändern, umso häufiger, je jünger man ist. Mögen sie stimmen oder nicht, zurückblickend stimmen sie meistens nicht, doch was stimmt schon in diesem Lebensalter (Es ist alles ganz anders). In einem Spitalsbetrieb sind – wie auch anderswo, man ist ja in menschlicher Gesellschaft – Auseinandersetzungen vorprogrammiert. Oft glaubt man, der Ungerechtigkeit regelrecht ausgesetzt zu sein und man reagiert emotional. Oberarzternennungen, die Verschiedenheiten in der Behandlung von Untergebenen, Arbeitsverteilungen – ständig etwas, worüber man sich alteriert. Und das tat auch ich. Das Leben ist hart, aber ungerecht. Meinungen soll man haben, aber nicht unbedingt äußern, besonders dann, wenn man eine Karriere anstrebt. Ich äußerte viel, zuviel und fiel unangenehm auf. Die Angriffslust teilte ich mit vielen meiner Generation. Von einem angenehmen Wesen konnte man, retrospektiv, bei mir sicherlich nicht sprechen. Doch dies ist eine alte Geschichte. Die aggressive Kraft der Jugend wurde schon immer vorwiegend für körperliche Leistungen, besonders im Krieg ge- oder missbraucht. In den Hochkulturen der Geschichte wurde auf die Meinung der Jugend wenig Wert gelegt. Entschieden und beschlossen wurde von den leidenschaftslosen älteren Weisen (Senat, Gerusia). Ich hätte sicherlich der Kriegerkaste angehört, andererseits hätte ich mir in meinem Team selbst keinen Aufmüpfigen gewünscht, denn dieser spielt die Rolle der Opposition, die den Teamführer meist zu unvermeidlichen diktatorischen Verhaltensweisen zwingt oder ihn resignieren lässt. Beim konstruktiven Zusammenarbeiten in einer Gruppe ist das Ziel der Weg. Revoluzzer können das gelegentlich stören. Doch damals habe ich eben anders gedacht: Als Facharzt ließ ich mich mit allen Kassenverträgen in einem Arbeiterbezirk nieder, um den weniger Reichen zu dienen. Der Erfolg hielt sich leider in Grenzen. Später hörte ich den Satz: „Wer in der Jugend kein Marxist ist, hat kein Herz, wer dies im Alter noch ist, hat kein Hirn." Ein wenig übertrieben, aber etwas davon könnte wahr sein.

Mein Ruf als aufmüpfiger Arzt schien bereits die Spitalsgrenzen überschritten zu haben, auf jeden Fall landete mein Name auf der Wahlliste zur Standesvertretung und ich wurde zum Spitalsärztevertreter-Stellvertreter und Mitglied im Vorstand gewählt. Ein vollständiges Neuland für mich, die Erfahrungen von damals betrachte ich heute als äußerst informativ und lehrreich. Erfahrungen sind dann wertvoll, wenn man sie bei gegebener Gelegenheit (opportunitate data) nützt.

* * *

Neben der Tätigkeit als Funktionär der Wiener Ärztekammer gab es auch Ereignisse wie den Ärzteball. Ihn besuchen meine Frau und ich nun seit vielen Jahren. Einmal durften wir auch am festlichen Einzug teilnehmen. Die Ärzteschaft erfuhr eine große Ehrung, als der damalige Bundespräsident sein Kommen versprach. Aufgeregt standen wir Funktionäre auf der Botschafterstiege und erwarteten den großen Gast. Kurz vor dessen Erscheinen kam ein Herr von der Präsidentschaftskanzlei und meldete dem Ärztekammerpräsidenten, dass der Herr Bundespräsident sogleich eintreffen werde. Plötzlich erschrak er und sagte zum Präsidenten: „Aber Herr Präsident, wir haben uns doch ausgemacht ‚mit Orden'." Dieser hob die Schultern und sagte: „Verzeihen Sie, ich habe keine." Nun war der Präsidialist in leichter Panik: „Aber, Herr Präsident, ich wollte Sie nicht beleidigen ..." In einer der nächsten Sitzungen wurde dann über Ärztekammerorden beraten.

* * *

Bei einer Ärztekammersitzung in Graz mit einem anschließenden Abendessen in der Brauerei Reininghaus erschien während des Essens eine Volkstanzgruppe, um ihre Tänze vorzuführen. Von dem Tisch unserer jungen Spitalsärztevertreter ertönte plötzlich das Wort „Bauernsamba". Der Leiter der Volkstanzgruppe hatte das offensichtlich gehört, kam an unseren Tisch und nahm mich als Hauptverdächtigen beim Arm. Ich hielt mich bei meiner Frau an, und so wurden wir in die Volkstanzgruppe gezerrt und erlebten bereits bei unserem Auftreten boshaftes Gelächter. Was weder die Lachenden und noch die Volkstanzgruppe wussten, war, dass meine Frau und ich früher Volkstanzlehrer gewesen waren und somit diese Tänze recht gut beherrschten. Als die ersten Töne des Tanzes erklangen, wussten wir, worum es ging, ordneten uns ein und tanzten. Es herrschte ein verblüfftes Schweigen.

Plötzlich brach der Beifall los, wir zwei wurden gefeiert und waren die Stars des Abends. Der Präsident sagte zu mir: „Als Dank dafür dürfen Sie die nächsten zwei Sitzungen schlafen." Leider konnte ich diese Auszeichnungen bis heute nicht einlösen, denn kurz darauf widmete ich mich wieder intensiver meinem ärztlichen Beruf.

KONGRESSE

Das „Zusammengehen" von Ärzten zu wissenschaftlichen Zwecken hat viele Gründe. Neue Erkenntnissen und Techniken, das Kennenlernen von Kolleginnen und Kollegen, die aus den verschiedensten Gründen interessant sein könnten. Alles folgend der uralten Neigung der Menschheit, sich zu versammeln und dabei zu sitzen. Die Sitzung – ein Versuch, unabdingbare Ruhe und Ordnung zu schaffen, denn das Kollektiv kann keine Unruhe brauchen. Die auf das gesamte Leben anwendbare Entscheidung bzw. der Überblick zwischen Wichtig, Nichtig und Richtig ist hier notwendiger denn je, neben den gehaltenen Vorträgen und Präsentationen scheint man im Programm immer wieder als Referent, Beisitzender, Co-Referent oder als Vorsitzender auf. Groß ist der Leistungsdruck, bei den verschiedensten Kongressen präsent zu sein, aber nicht unbedingt immer dasselbe vorzutragen. Die Entwicklungen dieser Veranstaltungen sind divergent. Kongresse werden immer größer, auf der anderen Seite gibt es immer mehr Fortbildungsmöglichkeiten, die manchmal auch nur eine geringe Teilnehmerfrequenz aufweisen. Viele Fortbildungsveranstaltungen sind vor allem für praktizierende Ärzte gedacht, welche diese Angebote sehr eifrig annehmen. Ob sie ihr Wissen in einer Kassenpraxis wirklich anwenden können, ist oft schwierig zu klären. Vor allem als Vortragender erlebt man jedoch erst so wirklich, was einen Kongress ausmacht. Hier kann der erste Vortrag ein Problem für jun-

ge Ärzte werden. Unsicher und mit Angst vor einer Blamage hofft man zumindest, nichts Falsches zu sagen. Doch mit den Minuten des Sprechens kommt die allmähliche seelische Befreiung, und man sagt alles, was man weiß, um knapp vor Erreichen des subjektiven Höhepunktes vom Vorsitzenden wegen Redezeitüberschreitung gestoppt zu werden.
Wichtig ist ein gemeinsames Abendessen, das Referentenessen. Die Häufigkeit der Krawattenträger variiert dabei. Gewisse Wissenschaftler zeigen gelegentlich ihr Desinteresse am bürgerlichen Dasein mit einer nicht beabsichtigten Uniform, unrasiert – Jeans, Sakko, offenes Hemd, verschiedentlich eine nicht einordnenbare Haartracht. Der Kongresspräsident hält eine große Ansprache und blickt dabei auf seine Gattin, seine Mitarbeiter, seine möglichen Kontrahenten und Feinde, um deren Reaktionen zu beobachten. Ein Zwischenapplaus bringt dem Redner Rückenwind, er wird lauter, die Rede wird länger. Doch man hat Hunger. Einem anderen Funktionär scheint es wichtig zu antworten. Durch den Verzehr des Tischgebäcks wird man satt, der Wein wirkt. Man macht gute Mine und man ist dabei. In den meisten Fällen gelingt es sogar, Sprecher und Aktivisten der Veranstaltung, wenn auch nur kurz, persönlich kennenzulernen. Wichtig sind dabei vor allem die eigene Wichtigkeit und die des Gesprächspartners, die sich beide auf Inhalt und Dauer der Diskussion auswirken können. Schmalwangige Wassertrinker erheben sich spätestens um 20 Uhr und gehen mit den Worten „Ich habe noch zu tun“ in ihr Hotel, um sich für den nächsten Tag vorzubereiten. Die pyknischen Alphamännchen lassen

sich derweilen den ihnen fremden Wein gut schmecken. Mit steigender Stimmung steigt auch die gegenseitige Sympathie, die Tendenz zum Duzen und zum Planen großer gemeinsamer Aktivitäten mit dem Versprechen, sich dabei gegenseitig intensiv zu unterstützen. Eingeweihte, besonders die Wiener, tun gut daran, am nächsten Tag um etwa 11 Uhr anzurufen und nachzufragen: „Du oder Sie, was wir gestern besprochen haben – bleibt's dabei?"

* * *

Gleich am Anfang lernte ich, mit vielen Widrigkeiten umzugehen. Habilitiert in Innsbruck wollte ich die dort vorgeschriebenen Vorlesungen halten. Die Autofahrt von Wien nach Innsbruck, wo ich dann um 13 Uhr den Vortrag halten sollte, hatte es in sich. Gemütlich allerdings wurde es während der Vorlesung, denn es war kein einziger Hörer da. Mit der Bestätigung, in Innsbruck gewesen zu sein, fuhr ich unverrichteter Dinge wieder nach Hause.

Vor der Eröffnung eines Kongresses in Trier trat ein kleiner, eher schmächtiger Mann auf mich zu „You are Mr. Tilscher" „Yes, I am, who are you?" Er darauf: „My name is Robert Danbury, aber wir können deutsch miteinander sprechen, ich komme aus Wien und heiße eigentlich Danborovsky". Er war vor dem Krieg rechtzeitig nach England emigriert und praktizierte in London. Robert war fachlich ausgezeichnet und hatte den Scharfsinn und die Schlagfertigkeit eines echten Wieners nie verloren. Beim Festessen, das wegen der großen römischen Vergangenheit Triers aus römischen Speisen bestand, saßen wir nebeneinander. Jeder Gang, der serviert

wurde, fand in unserer Umgebung Lob und Begeisterung. „Ja, die Römer, die wussten was gut ist!“ Am Ende des Abends klopfte Robert auf sein Weinglas und hielt eine kurze Ansprache: „Meine Damen und meine Herren! Ich gestehe, ich habe in meinem Leben noch nie so einen Schmarrn gegessen wie heute!“ Tosender Applaus. Bei einer Weinverkostung wurden Moselweine serviert. Man sprach von lieblichem Geschmack, der Wein war süßlich. Wieder war Robert nicht mit der allgemeinen Meinung einverstanden. Er bemerkte vor den Anwesenden kurz und trocken: „So etwas trinkt man in Wien in der Konditorei!“ Auch als Vortragsvorsitzender kam er voll in Fahrt. Zu einem durchaus missglückten Vortrag bemerkte er: „Der Unterschied zwischen Ihren Aussagen und dem vorgegebenen Thema ist wie derjenige zwischen Einzelhaft und Zweifelhaft oder zwischen Pik-As und Aspik.“ Wir sollten uns noch oft wiedersehen.
In den 70er Jahren gab es noch steuerlich absetzbare Mittelmeerreisen mit wissenschaftlichen Veranstaltungen an Bord. Eine Wiener Ärztegesellschaft hatte zu ihrer letzten Ausfahrt zwei Redner eingeladen. Nicht nur Wissensdurst schien der Grund gewesen zu sein. Man hatte für die Einladung nämlich einen Homöopathen und einen Chiropraktiker vorgesehen. Der angesehene Homöopath, der, wie ich wusste, Persönlichkeiten aus Gesellschaft und Politik betreute, kam mit weißem wallendem Haar und schwarzem Umhang an Bord. Das Schiff legte ab und wir waren bald auf hoher See, die Wellen bewirkten bei dem relativ kleinen Schiff einiges an Unruhe. Die Sonne schien, der Vortrag an Deck begann. Der homöo-

pathische Kollege wurde als erstes zum Rednerpult gebeten und wählte sich ein Thema, das er eigentlich in Gegenwart der Internisten nicht hätte wählen sollen, nämlich die Nosodenlehre, eine Form der Homöopathie, die sich mit aufgeschüttelten geringdosierten Keimen zur Therapie beschäftigt. Die Internisten kamen bei ihren Fragen allmählich in Fahrt. Als nach den Vergleichen mit Alttuberkulin gefragt wurde, brachte es den honorigen Redner langsam außer Fassung. Etwas seekrank und schwitzend wurde er immer mehr in die Passivität gedrängt und verließ irritiert das Rednerpult. Das Auditorium war nun richtig in Stimmung gekommen, die Gruppendynamik wirkte, und so schickte man mich nach vorne. „Der nächste bitte." Ich wusste nun, was mich erwartete. Bevor ich mich meinem vorgesehenen Thema „Der Störung aus der Lenden-Becken-Hüftregion" widmete, machte ich spontan anatomische Vorbemerkungen mit Fragen an das Publikum. Eine Frage war beispielsweise: „Sie behandeln ja sicher auch Ischialgien –, aus welchen Nervenwurzeln setzt sich der Nervus ischiadicus zusammen und in welchem Foramen verlässt dieser das Becken, im Foramen suprapiriforme oder infrapiriforme?" Die aufgeheiterten Mienen wurden etwas ernster, die Herrschaften in den vorderen Reihen rutschten auf ihren Sitzen ein wenig nach vorne und wurden kleiner. Doch unbarmherzig machte ich weiter und fragte schließlich den präsenten Ordinarius, wieso seine Mitarbeiter so offensichtlich wenig notwendiges anatomisches Wissen zur Behandlung von Patienten hätten. Der Rest war Schweigen. Meiner Bitte um Diskussionsbemerkungen zu meinem Vortrag wurde nicht entsprochen, anscheinend war alles ganz klar. Am Abend durfte ich mit meiner Frau am Tisch des Ordinarius sitzen. Es waren noch zwei Professoren mit ihren Frauen zugegen, mit einem davon und auch später mit dem Ordinarius, verband mich ein fast freundschaftliches Verhältnis. Der italienische Kellner mit seiner bodenlangen Schürze erschien und fragte nach Getränken. Der Chef des Geschehens bat flüsternd um Wasser. Der Herr Professor aus Deutschland stimmte zu: „Ja, ich auch." Mein späterer Freund und damaliger Oberarzt sagte: „Ich nehme auch Wasser." Keiner hatte mit meiner Frau gerechnet. Völlig unbekümmert erklärte sie: „Auf einem italienischen Schiff Wasser trinken? Bringen Sie eine Flasche Barolo." Da ich kein Oberarzt war, trank auch ich den Wein. Nach einigen Tagen des Beisammenseins standen wir in Kreta bis zu den Knien im Wasser. Es war um die Mittagszeit, jetzt tranken alle Wein, ungeniert.

Der Ordinarius erwies sich als ein Mann von Format und als mein Wohltäter. Er veranlasste meine Einladung zum Deutsch-Österreichischen Ärztekammerkongress nach Grado. Grado – dieser damals von Deutschland und Österreich organisierte Kongress fand meist Ende August statt. Oftmals war ich dabei, über 30 Mal. Zu dieser Zeit gab es noch keine Autobahn. Doch wenn man durch das „Kanaltal" in die Ebene nach Friaul kommt, versteht man, warum die Langobarden von uns wegzogen, um sich hier langfristig niederzulassen. Mit Frau und drei Kindern, erwartungsvoll, gespannt und heiter kam ich nach Italien, das Caprice italienne von Tschaikowsky fiel mir ein und ich konnte alle verstehen, die seit undenklicher

Zeit vom Norden hierher kamen und blieben (nicht immer zum Vergnügen der Ansässigen – Migrationsprobleme scheint es schon immer gegeben zu haben). Die Kinder wärmten sich noch einmal auf, bauten Sandburgen und beschmierten sich mit Schlamm und Gatsch – das Wort Sandburgen ist nicht korrekt, aus Sand alleine baut man keine Burg, es muss immer auch Wasser dabei sein. Die zahllosen Portionen Spaghetti und Karamelpudding, die wir alle verschlangen, und vor allem wie es uns schmeckte, blieb uns in Erinnerung. Grado – ich habe es vor einiger Zeit wieder einmal besucht, man ist mit dem Auto mittlerweile wesentlich schneller dort. Meine Kinder sind flügge geworden, es gibt kein Betteln mehr um ein Eis, es gibt kein Laufen mehr zu dem Platz, wo früher ein Ringelspiel stand, es gibt kein bewunderndes Schauen auf die drei im beengten Zimmer nebeneinander schlafenden Kinder. Man vergleicht mit damals, und das ist nicht gut.

In Pula, im ehemaligen Kriegshafen der K&K Monarchie, gab es einen neurologischen Gedächtniskongress, von dem aus ich nach Grado fuhr, um mich dort mit meiner Familie zu treffen. Meine tapfere Frau hatte den Weg von Wien nach Grado gefunden, die Wiedersehensfreude war groß, in einer Kühlvitrine stand Champagner zu einem damals unvorstellbar billigen Preis. Während des gegenseitigen Berichtens war die Flasche leer geworden. Um 16 Uhr sollte mein Vortrag im Cino Cristallo stattfinden – es gab damals noch kein Kongress-Center. Doch als ich aufstand, spürte ich den Champagner. Ich begann Wasser zu trinken und hin und her zu gehen. Als ich im übervollen Cino Cristallo war, fühlte ich mich alles andere als nüchtern. Zum einem wirklichen Problem wurde eine kurze Stufe zum Podium. Von dieser Stufe zum Rednerpult betrug die Distanz ca. 6 Meter. Über die Treppe hinauf stieß ich mich am Handlauf ab, durchquerte schnell die 6 Meter und erweckte beim Publikum den Eindruck eines jungen dynamischen Arztes. Festgeklammert am Pult setzte ich etwas ein, das ich vor allem bei Politikeraussagen als Sprachhülse kritisiere. „Grundsätzliche Grundsätze" kann man immer sagen, man sollte es allerdings besser vermeiden. Nach ein bis zwei Minuten wirkte der Stress. Konzentriert versuchte ich, den gewünschten Erwartungen zu entsprechen. Im Stillen entschuldigte ich mich jedoch bei den Teilnehmern.

* * *

Die polnische Kohle ist ob ihrer Qualität ein Produkt, auf welches man nicht verzichten kann. Es waren noch die Jahre des Eisernen Vorhangs. Ich fuhr mit meinem Freund, dem großen Neurologen, der damals knapp vor seinem Ordinariat stand, mit dem Schlafwagen nach Katovice. Wegen einer Epidemie von Maul- und Klauenseuche wurde der Zug an der polnischen Grenze angehalten. Die charmanten Soldaten des Ostblocks beorderten alle Passagiere nach vorne. Man musste sich in einer Waschschüssel die Hände waschen. Als wir zurück ins Abteil kamen, stellten wir fest, dass dort in der Zwischenzeit ein Desinfektionsmittel versprüht worden war, das uns schier den Atem nahm. An Schlafen war nicht mehr zu denken. In Katovice wurden wir sofort von Herren mit dunkelblau gestreiften Anzügen und Krawatten empfangen und abgeholt. Sie brachten uns nach Sabsche (Königshütte), wo uns Wodka und ein äußerst interessanter Cognac erwarteten. Es stellte sich jedoch heraus, dass man uns anscheinend mit einer anderen Gruppe ausländischer Gäste verwechselt hatte. Nach einigem Hin und Her wurden wir von unseren richtigen Gastgebern abgeholt und kamen wieder zurück nach Katovice. Unsere ähnlich gekleideten neuen Gastgeber brachten uns in eine große Halle, voller Ärzte und medizinischem Personal. Dort hielt ich einen langen, in deutsch gesprochenen Vortrag, der nach seiner Beendigung mit einem tosenden Applaus quittiert wurde. Ein wenig später erfuhr ich aber, dass mich fast niemand verstanden hatte, denn im Auditorium sprach man kein deutsch.

Als Experten für die Rehabilitation von wirbelsäulenbeeinträchtigten Bergleuten wurden wir zum Studium etwa 400 Meter unter Tage gebracht. Das bedeute: komplett umziehen, ein Segeltuchgewand, Gummistiefel und Handschuhe. Schließlich bekam ich noch einen Helm mit Licht, mit dem Hinweis, dass dieses Licht 12 Stunden lang leuchten würde. Das machte mich stutzig. Solange wollte ich eigentlich nicht bleiben. Nachdem ich dann noch in meine Brusttasche ein Täfelchen mit meinen Daten hineingesteckt bekam und hörte, dass dies im Falle des Falles meine Erkennung ermöglichen würde, bekam ich einen trockenen Hals. Unten angekommen fuhren wir zunächst mit einer elektrischen Bahn, schließlich gingen wir zu Fuß weiter. Als relativ groß Gewachsener schützten mich nur die Gummistiefel, als ich, auf dem Gleis gehend, mit dem Helm die Oberleitung streifte. Teilweise kriechend kamen wir an den Platz, wo die Hauer mit rußigem, nacktem

Oberkörper auf die Wand eindroschen. Abseits, auf dem Boden, stand eine große Blechkanne mit Trinkwasser, das man erst als solches erkennen konnte, nachdem man den Kohlenstaub von der Oberfläche abgeschöpft hatte. Auf meine Frage, warum es keinen Deckel gäbe, wurde mir geantwortet, dass die Kumpel soviel Kohlenstaub schlucken müssten, dass es darauf nicht mehr ankäme. Schon damals wurden diese Arbeiter hochbezahlt, wie lange sie allerdings diese Arbeit aushalten würden und anschließend mit einer annähernd guten Lebensqualität ihren Ruhestand genießen könnten, war eine andere Sache.

ÄRZTE UND SPORT

Ein wesentlicher Faktor für die Lebensqualität ist der Sport. Viele Menschen bezeichnen sich als sportlich. Meine Patienten haben bei der Spitalsaufnahme in Beantwortung unseres Fragebogens bei der Rubrik Sport häufig „Ja" angegeben und damit Schifahren und Schwimmen gemeint. Man kennt das von sich selbst: eine Woche Arlberg, 14 Tage Wörthersee, Jesolo, oder so ähnlich. Ja, man ist Sportler! Nebenbei deutete die Beantwortung der Frage nach dem Alkoholkonsum auf eine besonders gesunde, disziplinierte Patientenschaft hin. Alle unsere Patienten tranken weit weniger als der durchschnittliche Alkoholkonsum der Bevölkerung von den Statistiken berechnet worden war. Ein Mitarbeiter wunderte sich nach der Durchsicht eines Fragenkatalogs: „Kein Sport, kein Alkohol, kein Nikotin, keine Krankheiten, keine Sünden – wozu leben die Menschen eigentlich?" Doch bleiben wir zunächst einmal beim Sport. Dieser Ersatz für das durch die Zivilisation verlorengegangene Ausmaß an Bewegung ist die Vorbedingung zur Erhaltung des Bewegungsapparates und die ihn versorgenden Organkomplexe wie Herz und Kreislauf. Die Natur hat die Ökonomie, kein Organ, das nicht gebraucht wird, weiter in seinem vollen Umfang zu erhalten. Selbstverständlich ist die Schonung, also der Schmerzreizabbau, in einer akuten Krankheitsphase ein Teil der Behandlung. Später sollte man durch die Therapiemöglichkeiten der konservativen Orthopädie alles tun, um dem Menschen den Sport zu ermöglichen.

Die dabei wichtige Sportberatung kann nur dann erfolgen, wenn der Arzt etwas über den Sport informiert ist bzw. selbst Sport betreibt. Die Sportmedizin ist hier gefragt, gelegentlich auch überfragt, denn ihre wissenschaftlichen Forschungen gelten vorwiegend sporttraumatologischen oder -internen Problemen. Reiferen Menschen ist von Mannschaftssportarten abzuraten, da hier durch die verringerte Sensomotorik das Trauma droht. Was man beim Golfschwung zu beachten hat, beim Back-hand Tennisschlag, beim Fahrrad (die Fahrradhöhe, die Sattelhöhe) –, all diese Dinge sind für die Sportmedizin banal, aber wesentliche Informationen für die Fragenden. Junge Menschen fragen weniger, aber Menschen mittleren Alters, die nach einer zehnjährigen Phase des berufsbedingten und familienbedingten sportlichen Nichtstuns wieder zurück an die Quelle kommen möchten und oft wahre Genießer des Sportes werden, die hören ganz gerne zu. Ihnen empfiehlt man, alle jene Sportarten auszuüben, die sie möglichst früh gelernt haben, denn diese Bewegungsabläufe sind in ihren Gehirnen nachhaltig programmiert und abrufbar bis in das hohe Alter. Zudem gilt immer wieder der Spruch: Schmerz ist der Warner des Körpers. Bewegungen, die schmerzen, sind ungesunde Bewegungen. Es wäre somit wichtig, in der Sportmedizin auch auf die banalen Beschwerden hinzuweisen, die schmerzhaften, sportbehindernden Probleme, die man im Röntgen nicht sehen kann, die man aber ertasten kann.

Sportkongresse in Kombination mit Sport, d.h. Wissenschaft und Forschung mit gemeinsamem Schifahren sind immer eine besondere Attraktion. Vor zahllosen Jahren haben wir begon-

nen, am Arlberg bei den Sportärztekongressen präsent zu sein und Schifahren zu lernen. Unseres Könnens bewusst, stellten wir uns in die letzte Gruppe – reifere KollegenInnen. Ich war einer der wenigen, der nicht zumindest Medizinalrat gewesen war. Kühn fuhren wir den „Galzig“ auf und ab, bis gleich am ersten Nachmittag unser Schilehrer uns unvorbereitet auf die Valuga führte, einen hohen Berg mit einer schwierigen Abfahrt. Schüchtern fragte ich: „Herr Schilehrer, kommt da von Richtung Vorarlberg nicht eine schwarze Wolke oder gar ein Schneesturm?“ Mitleidig antwortete er mir, für einen Schneesturm „ischt's z'warm“. Oben auf der Valuga angelangt, brach der Sturm (trotz Wärme) los. Wir mussten absteigen. Unsere Pullover erwiesen sich bald als zu dünn. Wir froren, der Schnee auf uns fror und endlich im Hotel angekommen fotografierte man mich und verglich mich mit dem russischen Väterchen Frost.
Im nächsten Jahr standen wir aufgrund unserer Erfahrungen bei einer höher bewerteten Gruppe, wir hatten jedoch denselben Schilehrer wie beim letzten Mal. „Albona Grat“ hieß die Devise, wir mussten von der Seilbahnstation längere Zeit aufsteigen, um auf der anderen Seite über einen der schönsten Hänge dieses Gebietes abzufahren. Mit den Worten „Auf geht's“ verschwand der wortkarge Schilehrer. Schwitzend kämpften wir gegen den Bruchharsch. „Sport“ – disportare – (sich zerstreuen), das machten wir, und wir sahen am Ende auch so aus.
In den darauffolgenden Jahren hatten wir Kurt als Schilehrer, einen 1,95 m großen Mann, der uns die Sicherheit gab, ihm folgen zu können und der auf uns aufpasste.

Alkoholkonsum nicht ungewöhnt, musste man aber erfahren, dass man in einer Sportart, die man nicht voll beherrscht, durch einen Magenwärmer Schwierigkeiten bekommen kann. Der Ruefikopf hat einen schönen großen Flachteil – im Übermut schwang ich meine Schi, es scheint etwas zu viel gewesen zu sein. Plötzlich kamen mir Fahrer entgegen. Ich fuhr nämlich rückwärts. Es kam, wie es kommen musste. Die Hinterkanten der Schi stachen in den Schnee ein, ich stürzte auf den Hinterkopf, verspürte sofort Kopfschmerzen und Schwindel. Bei der abendlichen gesellschaftlichen Versammlung entdeckte ich die Gattin des Professors aus der Mittelmeerreise, die ebenfalls eine Ausbildung für Manuelle Medizin absolviert hatte. Es ist immer schön zu spüren, dass die Therapie, die man selbst macht, tatsächlich hilft. Friederike, auf einem Barhocker sitzend, ich stehend vor ihr, setzte auf meinem Nacken einen „Meistergriff" an und drehte ihn Gott sei Dank nicht zu stark auf die richtige Seite. Es krachte. Ich war wieder beschwerdefrei. (Zur Nachahmung nicht geeignet!) Auf so einem Schiurlaub pflegt man alles zu feiern. Also feierten wir auch diesen Therapieerfolg. Feiern bedeutet am Anfang immer vornehmes Bewegen, Kerzenschein, Großankündigungen in der Speisekarte, tief beeindruckt isst man vor sich hin und beschließt, jetzt wirklich zu feiern, das heißt, etwas zu trinken.

ÄRZTE UND DIE GROSSE WELT

1973 wurde im Rahmen eines psychiatrischen Symposiums im Silvrettahaus in St. Moritz ein sehr effizientes Antidepressivum, das Maprotilin (Ludiomil), vorgestellt. Ich wurde dazu eingeladen und war sicher der einzige Orthopäde bei diesem Kongress. Auf den besser gepflegten Pisten in der Schweiz konnte man plötzlich wirklich Schifahren und ich verstand, warum die Reichen hier gerne lebten und auch Sport betrieben. Auch hier wurde „gefeiert", d. h. es gab herrliches Essen und natürlich dazu auch Köstliches zu trinken. Eine spezielle Abteilung für letzteres war der „Kirschgarten", nicht von Tschechov, sondern vom Hotel mit dem entsprechenden Spirituosenangebot. Ein damals sehr bekannter Psychiater hatte sich in seiner Jugend sein Geld als Klavierspieler verdient. Spontan setzte er sich an das Piano, er spielte und trank, und wir lauschten und tranken ebenfalls. Allmählich kamen wir in das Delirium „clemens" und versuchten mühsam, unsere Appartements aufzusuchen – mit Erfolg. Nur der Klavierspieler schaffte es nicht mehr und schlief stattdessen ein. Dass man in diesem Hotel jedem, der in der Schwimmhalle aus dem Wasser stieg, ein vorgewärmtes Handtuch um die Schulter legte, das war schon eindrucksvoll genug, dass sich aber unser schlafender Psychiater am nächsten Morgen im Pyjama in seinem Bett wiederfand, imponierte kolossal. Ein Hauch der großen Welt.

Noch zwei weitere solcher Eindrücke vom großen Leben konnten meine Frau und ich richtig genießen. Wir hatten uns mit einem Schweizer Ehepaar, er war Psychiater, sofort bestens verstanden, gingen zusammen Schifahren und aßen am Abend gemeinsam. Dieses Leben nicht gewohnt, war ich hilflos, als ein riesiger Käsewagen an unseren Tisch gefahren wurde. Die Gattin des Psychiaters sagte zu mir: „Nimm den Vacherin, der ist jetzt gut." Ich wusste natürlich nicht, was ein Vacherin ist und warum er derzeit gut sei, aber ich aß ihn. Er war unübertrefflich. Wir wussten von unseren Freunden relativ wenig, doch dann musste ich kurz den Tisch verlassen und eilte durch die riesige Rezeption. Mein Blick fiel auf ein Plakat mit einem Herrn mit einer Zigarre in der Hand, darunter stand Davidoff. Als ich zum Tisch zurückkam fragte ich: „Sonja, bist du eine geborene Davidoff?" Sie sah mich belustigt an und fragte: „Woher weißt du?" Ich sagte: „Du siehst dem Mann auf dem Plakat in der Lobby ähnlich." Stolz sagte sie: „Das ist mein Vater."

Auch in der Ärzteschaft ist es – sagen wir es vorsichtig – gelegentlich möglich, zwischen konservativ und sozialdemokratisch Gesinnten zu unterscheiden. Vor dem Hotel im Sonnenschein saß ein Neurologe mit bekanntermaßen sozialdemokratischer Einstellung. Wir setzten uns zu ihm und genossen die Aussicht. Bei wolkenlosem Wetter, blauem Himmel zeigten sich die Berge in einem überirdisch feierlichen Weiß, vor dem Hotel lag ein Eislaufplatz, Musik erklang und die Menschen tanzten auf dem Eis. Beeindruckt murmelte der besagte Kollege: „Man kann über das Establishment sagen, was man will, mir gefällt es." Und damit nahm er einen Schluck von seinem Cocktail. Mein Gott, uns gefiel es auch. Als wir bei der Heimfahrt den Schlafwagen betraten, verabschiedeten wir uns von einem mitfahrenden Kollegenehepaar. Wir hatten schöne Tage verlebt, das beflügelt immer zu einem herzzerreißenden Abschied. Danach betraten wir unser Schlafabteil und glaubten, in einen Spiegel zu schauen. Unsere Abteilnachbarn glaubten das auch, allerdings nur für einen kurzen Moment, denn sie sahen uns an und wir sie. Irgendein Spaßvogel – die Psychiater können ja auch lustig sein – hatte die Zwischenwand zwischen den beiden Abteilen entfernt. Wir waren zurück in unserer Welt.

DIE MUSIK – DER WIENER MÄNNERGESANGVEREIN, KARAJAN, BUCHBINDER, RAIMONDI UND OSKAR WERNER

Und alle Nah und alle Ferne befriedigt nicht
die tief bewegte Brust.
Goethe

Irgendetwas fehlt einem immer. Wenn es nicht das Geld oder die Gesundheit ist, ist es die Sehnsucht nach etwas Schönem. In all den 8 Jahren meines Besuches der Mittelschule sang ich im Schulchor, primär die Altstimme, mit der ich auch bei einem Schulchorwettbewerb das „Ave Verum" von Mozart mitsang. Darüber besitze ich heute noch eine Urkunde. Später, in der Pubertät, welche, wie wir wissen, oft länger dauert als medizinisch vorgesehen ist, fungierte ich als Bass. Unsere Mutter, die Löwin, ließ mich zudem Violine lernen, wobei sie weniger an meine Sehnsucht dachte, mich künstlerisch auszudrücken, als vielmehr an schlechte Zeiten, in welchen ich mir mit der Geige Geld verdienen könnte. Der Musikunterricht war in unserer Schule Pflichtfach, unsere große Liebe aber galt dem Fußball. Somit war unsere Reaktion ein bisschen verständlich, als der Französischprofessor einmal in der Pause die Klasse betrat und eine Opernkarte anbot. Ein richtiger Heiterkeitserfolg. Noch größer wurde der Spaß, als ich mich erkundigte, welche Oper gespielt werden würde und

er „Lohengrin“ antwortete. Eine Zumutung. Trotzdem kaufte ich die Karte und sah im Theater an der Wien zwar nur die halbe Bühne, hörte aber die Stimme von Julius Patzak voll und ganz. Voll und ganz beeindruckt, wurde die Fußwanderung von der Brigittenau in die Staatsoper – damals im Theater an der Wien – für mich zur Gewohnheit. Das Anstellen um Karten, dann der Stehplatz in der Aufführung waren ein Konditionstest. Die meisten Opern habe ich im Stehen gesehen. Mit dem „Preislied“ im Herzen, mit den Tönen aus der Überreichung der silbernen Rose (Rosenkavalier) „ist ein Tropfen persischen Rosenöls darein getan“ im Ohr, stiefelte ich in der Nacht heim in die Brigittenau, zu unserer mehrköpfigen Familie (Eltern und vier Kinder) in eine Ein-Zimmer-Küche-Kabinettwohnung mit Wasser und WC am Gang – man liegt in seinem Stahlrohrbett und die sehnsüchtigen, schwer definierbaren Gefühle kennen kein Ende.
Durch Zufall wurde ich außerordentliches Mitglied des Longinusclubs, des Clubs der langen Menschen, in dem Damen ab 1,80 m Größe und Herren ab 1,90 m Größe aufgenommen werden können. Mit meinen 1,87 m war ich nur außerordentliches Mitglied, das heißt, zu klein, und lernte dadurch, zunehmend zu den Menschen hinaufzublicken. Als Gruppe marschierte dieser Club mit mir an der Spitze als Telefonhüttl verkleidet – die Damen und Herren des Vereins gingen als Telegraphenmaste – bei einem der unvergesslichen Narrenabende des Wiener Männergesangvereins ein. Wir wurden als eine der drei besten Gruppen gekürt und feierten unseren Erfolg. So kam es, dass ich mit den Herren Funktionären des Wiener

Männergesangvereins ins Gespräch kam. Dieser Männerchor blickt auf eine unglaublich große und lange Vergangenheit zurück. Anton Bruckner hatte sich bei ihm vergeblich um eine Chormeisterstelle beworben. Die Originalhandschriften des „Donauwalzers“ und des Chores „Wein, Weib und Gesang“ von Johann Strauß sind, wie viele andere Unikate, im Besitz des Vereins, dem Richard Strauss das „Österreichische Lied“ gewidmet hatte. Mir fiel meine sängerische Vergangenheit ein und ich fragte wegen einer eventuellen Mitgliedschaft an. Die Herren wurden ernst und sagten zu mir: „Wenn Sie ausgebildeter Sänger sind, dann machen Sie eine Aufnahmeprüfung, sonst bieten wir eine mehrmonatige Chorschule an.“ Die Kombination von Frechheit und Alkohol verführten mich dazu, eine Aufnahmeprüfung zu begehren. An einem Freitag darauf erschien ich am Abend um 20 Uhr in den Räumen des Wiener Männergesangvereins im Hause der Gesellschaft der Musikfreunde, genannt Wiener Musikverein, um eine Prüfung abzulegen. Prof. Karl Etti, der damalige Chordirigent, war mein gründlicher Examinator, der Vorstand saß interessiert dabei. Ich beantwortete Fragen, ich sang hoch, ich sang tief und musste dann den Raum verlassen, in dem über mein weiteres sängerisches Schicksal beraten wurde. Wieder zum Eintreten eingeladen, verkündete man mir, dass ich als 1. Tenor aufgenommen worden sei. Dies veränderte meine Welt, sie wurde schöner. Mit dem Fahrrad fuhr ich zu den Proben. Unermesslich, was Schubert an Männerchören bzw. Männerquartetten geschrieben hat. Die alte Musik, Jacobus Gallus, Jakobus de Kerle, Viadana, Lotti, Wagnerchöre, Volkslieder,

das Requiem von Chuerubini, der letzte Akt von Parsival unter Heger. Im Wiener Männergesangverein gab es auch einen Kammerchor, der von dem Staatsopernchordirektor Norbert Balatsch geleitet wurde. Auch da durfte ich singen, und gelegentlich – nicht immer – fühlte ich die Faszination der Musik. So wurde ein Abend mit ungarischen Komponisten gestaltet (z. B. Kodaly, Bardos, Bartok etc.). Die Chöre hatten wir auswendig und in ungarischer Sprache zu singen. Später wollte ich einer ungarischen Patientin meine Sprachkenntnisse demonstrieren. Ich sprach einen der ungarischen Texte, ihre Augen weiteten sich und schließlich sagte sie begeistert: „Wunderschön, was ist das für eine Sprache?"
Kurz nach meinen Eintritt wurde gemeinsam mit Anton Dermota eine Sängerreise über das Rheintal nach Brüssel geplant. Man traute mir nicht zu, das dazu notwendige Repertoire rechtzeitig zu beherrschen, außerdem war für mich auch die Geldfrage bedeutend, denn neben der Reise hätte ich auch einen Smoking finanzieren müssen. Fritz Ribar, der Schriftführer des Vereins sagte: „Sie sind Student?" Ich nickte. Er fragte: „Sie würden gerne mitfahren?" Ich nickte. Er handelte, ich fuhr mit. Ich habe das Fritz Ribar nie vergessen. Eines Tages wurde er krank. Schade, dass man als Arzt manchmal auf die Erkrankung eines Menschen warten muss, um danken zu dürfen.

***

Herbert von Karajan würde Bruckner dirigieren. Seine Gattin Eliette von Karajan lud meine Frau und mich in den Musikvereinssaal ein, und was wir dort erleben durften, faszinierte uns zutiefst. Die Exaktheit seiner Interpretationen ist auf dem CD-Markt heute noch ein Renner. Vor zahllosen Jahren hat er mich darauf aufmerksam gemacht, dass die Zeit der Schallplatten vorbei sei und etwas Kleineres auf den Markt käme, welches die Welt musikalischer Wiedergaben verändern würde. Wir wurden am Abend nach dem Konzert auch in sein Schlösschen in Mauerbach eingeladen. Nach dem zutiefst bewegenden musikalischen Ereignis fragte ich meine Frau, ob wir uns das antun sollen, des Nachts noch nach Mauerbach zu fahren, um bei einer Fülle von Gästen ein Brötchen und einen Drink zu konsumieren. Wir fuhren. Weit vor dem Schlösschen befindet sich eine Schranke, bei welcher der Maestro und seine Frau auf uns warteten. Wir waren zu viert.

Oft noch durften wir bzw. ich danach bei ihm zu Gast sein, in Anif, in St. Moritz sowie in St. Tropez. Auch bei einer Segelfahrt mit der Helisara IV war ich dabei. Der Platz für den Verwalter des Schiffes und für mich war wenige Quadratmeter groß, denn es war ein Sportsegler, auf welchem Matrosen pausenlos beschäftigt waren. Unter anderem erlebte ich das erste Auftreten von Anna Sophie Mutter mit Karajan in Salzburg. Sie drückte nach dem Konzert seine Hand an ihre Wange – Gefühle. Einmal sagte er mir, die Proben seien die Grundlage für künstlerische Leistungen. Bei ihm spürte man das auch. In großer Ehrfurcht wage ich natürlich keine Interpretationen der Person Karajan. Aber seine Gefühle zu Wien, so denke ich, lassen sich aus einem Witz von ihm erahnen: Ein großes Begräbnis findet auf dem Ring statt, viele Beteiligte, viele Zuschauer, ein Wiener fragt den anderen: „Wer ist denn gestorben?“ Die Antwort: „Ich weiß es nicht, aber mir ist ein jeder recht.“

* * *

Das Erkennen eines Wunders, erwartet, erhofft, ersehnt, muss manchmal erlernt werden. Sich nicht wundern zu können wird zum Problem. Wunder können Zufallsereignisse sein und werden in ihrer Einzigartigkeit Teil der Inhalte unserer Sehnsüchte. Das Wunder ist nicht erklärbar, nicht lehrbar und nicht reproduzierbar. Wunder werden vorwiegend von Geistlichen, Ärzten und Künstlern erhofft. Für diesen, deren Weg in das Ungewisse brauchen sie Demut, Können, Wissen und Gnade. Das erbetene Ziel muss, wie erwähnt, erkannt werden und ist dann, wenn es eintritt, nicht erklärbar, nicht lehrbar und nicht reproduzierbar, tritt aber vielleicht häufiger ein als man glaubt. Wundersuchende eigener Art füllen die Konzertsäle und die Opernhäuser. Sie können sich Wunder auch konserviert beschaffen, aber dies ist nicht das Thema.

Vor vielen Jahren lernten meine Frau und ich Rudolf Buchbinder, seine Frau, später auch seine Familie kennen. Schon lange vorher hatte ich von ihm gehört, ihn gehört und ihn bewundert. Zu seinen Konzerten werden wir häufig eingeladen und kommen sehr gerne, die schlechten Gefühle des Parasitentums als mit Karten Beschenkte dauern selten lange, sie schwinden mit den ersten Tönen. Unsere Freundschaft – wir dürfen Rudi zu ihm sagen – lässt den Künstler für uns von vielen Seiten sichtbar werden und in Gesprächen mit ihm wird das Erleben dieses für mich als Genie geltenden Menschen immer faszinierender. Jeder Tag muss neu bewältigt werden, so scheint es auch bei der Bewertung eines Kunstwerkes zu sein. Man sitzt im Publikum, wartet und fühlt: und es – was auch immer – wird und entsteht wieder neu. Auch wenn von „Routine“ und „Repertoire“ gesprochen wird, scheint die Kunst ein jedes Mal in eine andere Welt zu gelangen, in die der Hörer folgen darf – vorausgesetzt dieser kann es. Sich hinzusetzen in der Erwartung, getragen zu werden, könnte zu wenig sein. Doch beim aktiven Hören, beim Gespannt-sein, kann es gelingen, sich mit dem Wunder einer technischen Perfektion dorthin mitzubewegen, wo die Interpretation – die dem Pianisten eigene Form der Nachempfindungen des Komponisten – stattfindet. Gelegentlich machen diese wohl auch einmal einen Spagat zwischen den oft genau bestimmten Vorgaben des Komponisten und den eigenen Gestaltungsvorstellungen, etwa bei Beethoven, wie Rudolf Buchbinder mir erzählte. Ob ich dem allen immer folgen kann, was die Großen der Kunst anbieten? Was bleibt, ist das Wundern und Bewundern. Die Inspiration, die Begabung, das Talent – eine Gottesgabe, auch ein Genie braucht begleitende Umstände, braucht Fleiß, um das werden zu lassen, was man an ihm bewundert. Genies – die (Medien-)Welt erwartet von ihnen zuweilen spontane künstlerische Explosionen, unverständliche private Aktivitäten, die von der Öffentlichkeit bzw. von den Medien oft mehr genossen werden als deren Leistungen. Und es ist alles ganz anders. Freundlich, höflich, bescheiden, aufmerksam – das Kennzeichen aller Großen – analysiert er in Blitzesschnelle jedes Detail, jede Neuigkeit und Auffälligkeit. Gespräche mit ihm über die Musik sind ein willkommen einseitiger Informationsfluss, der durch Wechsel des Themas auf Autos, Fußball und Politik sich immer wieder auch den Nebenflüssen öffnet. Zu den Gründen seines erfolgreichen Wirkens gehört seine Frau Agi, mit der er schon immer verheiratet war, doch darüber gibt es ein Buch (Buchbinder, DaCapo). Anekdoten, nicht über, sondern mit Rudolf Buchbinder? Viele, z.B.: Es war in der Stiftskirche von Ossiach im Rahmen der Ossiacher Festspiele. Da war Bach, da war die B-dur Sonate von Schubert, die Menschen in der Stiftskirche waren zutiefst berührt. Noch ganz unter dem Eindruck des Gehörten, wollte ich Rudolf Buchbinder persönlich danken und gratulieren. Nach dem Erlebten kann man sich nur in eine schweigende Menge stellen, die noch immer unter dem Eindruck des gerade Gehörten kaum ansprechbar war. Als ich ihm dankend die Hand schüttelte, hatte er ein Gläschen Whisky in der Hand und fragte mich: „Kennst du schon den neuesten Witz?"

* * *

Jahrelang gab es im Österreichischen Rundfunk eine Livesendung: „Das Turnier auf der Schallaburg", welches von dem bekannten Sprecher Willi Kralik moderiert wurde. Zwei Personen aus differenten künstlerischen oder bürgerlichen Berufen traten mit ihren Beiträgen, die vom jeweils anderen gewünscht wurden, live an die Öffentlichkeit. Meine Gegnerin war die große Sängerin Ildico Raimondi und meine Mutter, die Löwin, saß im Publikum, ich begrüßte sie. Viele Sorgen hatten wir Kinder ihr gemacht, hie und da hatte sie die Chance Stolz auf uns zu sein, und dies war eine der Gelegenheiten. („Du dummer Bua!", der zutiefst benötigte Ordnungsruf einer großen Frau.) Im Wettbewerb mit Frau Raimondi hatte ich die Aufgabe bekommen, zwei Lieder zu singen und zwei Gedichte auswendig zu deklamieren. Als erstes Lied entschied ich mich für Santa Lucia, eine sicherlich nicht unbekannte italienische Melodie. Die erste Strophe sang ich mit dem italienischen Originaltext, die zweite mit einem Wiener Text, nämlich:

Zwecks applaudissimo
et amüsierium
Komme ich heute
in mein Delirium,
der Text – versteht si'
is' von mein Spezi
die Melodia is' von mia
Santa Lucia

Bei den Gedichten versuchte ich seriös zu sein, sprach den Hymnus auf den Kahlenberg von Weinheber und den Herbsttag von Rainer Maria Rilke. Zum Abschluss sangen wir, Frau Raimondi und ich, spontan „Guten Abend, gut' Nacht" (Brahms) zweistimmig. In den Tagen vor dem Auftritt hatte sich meine Nervosität gesteigert. Diese Livesendung war eine Stresskulmination, auf die ich wenige Stunden später mit Fieberblasen reagierte. Eine Jury bewertete uns, das Turnier endete unentschieden – danke, Willi Kralik, danke, Frau Raimondi.

* * *

Ich hatte mich mit Oskar Werner angefreundet –, in seiner Lebenszeit der späte Nachmittag –, er sagte Schani zu mir, ich zu ihm Deixl, Divino, d. h. der Göttliche, was er zum Anlass nahm, die Bezeichnung in „di vino" zu variieren. Er schätzte mich als Arzt, vielleicht auch als Mensch, und hat meinen Namen auch in seinen Memoiren genannt. Es war der letzte Ordinationstag vor Weihnachten und ich wollte den Anrufbeantworter besprechen. Deixl – Oskar Werner, mein letzter Gast/Patient, fragte mich, was ich tue. Ich sagte es ihm. Darauf sagte er zu mir: „Lass mich das tun." Ich Idiot sagte: „Geh, hör auf." Er folgte gehorsam und ich hatte die Chance verpasst, dass man bei mir anruft und die Stimme Oskar Werners meldet sich ...

* * *

Musikinstrumente sind Höhepunkte des Zusammenwirkens von meisterlicher Handwerkskunst und künstlerischer Sehnsucht nach Ausdruck. Der damalige erste Geiger der Wiener Philharmoniker konsultierte mich vor Proben mehrmals, er kam mit seinem Geigenkasten in der Hand. Ich fragte ihn, ob ich seine Geige einmal sehen dürfe. Er hob diesen Schatz vorsichtig in die Höhe und erzählte mir, dass durch die frühe Vollendung der Violine seit langem mehr keine wesentlich geänderten Konzepte bei ihrem Bau erkannt werden können, dass aber der Lack etc. Längere Zeit später verunglückte der Künstler tödlich. Bei einem der demütigenden Gespräche über meinen altersbedingten Rückzug aus meiner ärztlichen Tätigkeit argumentierten die plötzlich aufgetretenen jungen Manager mir gegenüber: „Alle Dinge müssen innoviert werden." Ob sie wussten, was sie sagten? Ich antwortete: „Man kann nicht alles innovieren." Überrascht fragten sie: „Was nicht?" Ich antwortete: „Die Geige." Verständnislos blickten mich die Söhne der neuen, modernen Zeit an. Sie konnten mir darauf nichts sagen. Die weitere Karriere der beiden Jungstars konnte ich noch lange verfolgen. Sie verlief nicht gerade aufregend. Ob da Zusammenhänge bestehen?

IM WARTEZIMMER

Warten – ein Großteil unseres Lebens besteht daraus. In meiner Tätigkeit als Pharmavertreter lernte ich viele Wartezimmer kennen; viele klassische mit unzähligen Stühlen, einige von Modeärzten, mit Fauteuils, eventuell sogar mit einem Kamin. Es beginnt mit dem Betreten des Wartezimmers. Die ersten Eindrücke sind in etwa: volle Wartezimmer, verschiedenste Menschen, die einen neugierig mustern, teils mit Stock, teils mit Verbänden, ältere Menschen, Begleitpersonen – man weiß schnell, dass man wohl lange warten wird. Beim Betreten des Raumes ebben die Gespräche etwas ab und werden kurz darauf fortgesetzt. Auf den Tischen liegen Zeitschriften, die bunten, neuen liegen oben, die älteren bilden die Basis des Zeitungsstoßes. Man hat die Chance sich gesellschaftlich weiterzubilden, hier oder beim Friseur. Ist das Wartezimmer leer, drängt sich der Gedanke auf, dass der Arzt nichts zu tun hat, folglich wird er nicht der Beste sein. Es sei denn, man ist in einer Bestellpraxis, d. h. man hat einen fixen Termin.

Warum eigentlich Wartezimmer? Warum müssen die Patienten warten? Geben wir einmal dem Arzt und seinem Team die Schuld, der vielleicht nicht richtig eingeteilt hat. Denken wir aber auch daran, dass sich viele Patienten an die Ordinationstermine ganz einfach nicht halten. Mir ist es in 40 Jahren nicht gelungen, hier Ordnung zu schaffen, entweder kommt man eher am frühen Nachmittag oder eher am Abend, oder gar nicht, natürlich ohne abzusagen. Das macht die Sache schwierig, leiden müssen dann einmal mehr die Unschuldigen, nämlich die Patienten, die den Termin einhalten und die Ärzte, die das Chaos zu bewältigen versuchen. Beginnend mit der Verwandtschaft trägt auch der Faktor „Promi“ und „VIP“ – also einmal mehr die Hierarchie – gelegentlich zu den Wartezeiten bei. Die Ankündigung von VIPs erfolgt zumeist durch andere, häufig mit dem fragenden Nachsatz: „Wissen Sie überhaupt, wer das ist?“ Hier antworte ich stereotyp: „Muss ich mich fürchten?“ Nicht warten zu müssen – ein Privileg, das rigoros eingefordert wird, auf Kosten anderer. Eine Machtposition innezuhaben, bedeutet, auch über Ärzte verfügen zu können. Mit einzurechnen sind auch die Familienmitglieder der VIPs, ihre Angestellten und Mitarbeiter. Unvergesslich bleibt mir der Anruf eines Mannes, der in meine Ordination kommen wollte, und zwar möglichst rasch, mit dem Vermerk „Hier spricht der ORF“. Ich habe nicht gewusst, wie groß eigentlich der ORF ist. Der Patient war jedenfalls als Bühnenarbeiter in dieser großen Informationszentrale beschäftigt.

* * *

Immer wieder hatte meine Ordination – speziell mein Privatzimmer dort – die Funktion eines „Treffs“ verschiedener Freunde und Bekannte. Es wurde Sekt serviert, d.h., man holte diesen aus meinem Eiskasten, man plauderte, lachte, manchmal so laut, dass ich gelegentlich in das Zimmer kam und um Ruhe bat. Der Hinweis, dies sei eine Ordination und kein Kaffeehaus wirkte ca. 3 Minuten. Um eine Lösung zu schaffen, ließ ich die sich wohlfühlenden Freunde und Patienten in das Behandlungszimmer bitten. Oft hörte ich: „Nimm zuerst die anderen."

* * *

Bei der Erstbegegnung zwischen Arzt und Patient entsteht besonders für junge männliche Patienten eine Situation, die sie nicht gewohnt sind. Sie wissen nicht, worum es genau geht, haben aber das Gefühl, sich ausliefern zu müssen. Nervosität entsteht. Man muss Antworten geben, man muss sich auf Geheiß ausziehen, sich angreifen lassen, und das macht unsicher. Und dann gibt es noch die Angst vor der Nadel – ein besonderes Phänomen. Anschließend kommt ein junger Manager mit Anzug, Krawatte und einem Köfferchen. Voller Schwung, die Knie überkreuzend, beginnt er zu erzählen und schaut einem dabei relativ selten in die Augen. Dann öffnet er das Köfferchen, packt seine fein säuberlich sortierten Befunde aus, und erwartet, dass man sie jetzt und auf der Stelle liest. Ein Anamneseblatt genügt ihm nicht. Die nächste Patientin, eine ältere Dame, zeigt Freude und Respekt, und beginnt nach anfänglicher Hemmung zu reden, nicht nur über ihre Krankheit. Bei weiteren Kontrollen werden die Mitteilungen über medizinisch eigentlich nicht weiterführende Probleme größer. In jugendlichen Jahren verlor ich einmal bei einer ähnlichen Situation die Geduld und unterbrach eine langjährige Patientin, die pausenlos sprach, mit den Worten: „Ich würde Sie bitten, mir jetzt die Möglichkeit zu geben, Sie zu untersuchen und zu behandeln. Ich kann mich bei Ihren Erzählungen nicht konzentrieren." Sie hielt plötzlich inne, senkte den Kopf und antwortete traurig und leise: „Mit wem soll ich sonst reden, ich habe ja nur Sie.“ Ich hätte mich entschuldigend niederknien sollen. Ein großer Anteil der älteren Patienten leidet an schmerzhaften Beweglichkeitsproblemen, und mit den Methoden der konservativen Orthopädie kann man vielen helfen. Immobilität fördert ihre Einsamkeit, welche zusätzlich kränkt und krank macht – ein Problem, das auf viele von uns wartet. Häufig schreiben sich die Patienten den Ort und die Art ihre Beschwerden auf, um ja kein Detail zu vergessen. Eine reife Dame – sie war Baronin und ich titulierte sie auch gerne so, klug, ruhig, höflich, gelassen, mit einem Wort: vornehm –, ging immer zuerst zum Friseur, bevor sie zu mir kam. Dann legte sie mir die Liste ihrer Beschwerdeorte vor, wie Nacken, Kreuz links, Knie rechts, beide Schultern. Eines Tages erschien sie mit einem Zettel auf dem stand „alles“.

* * *

Nicht immer wird man wieder ganz gesund. Im Entlassungsbrief des Spitals steht dann: gebessert entlassen. Da gibt es chronische Erkrankungen, und solche mit langen Nachwirkungen, sodass die ursprüngliche volle Leistungsfähigkeit nicht mehr gegeben ist. Krankheitssymptome häufen sich, es kommt zu Beschwerdesyndromen. Auch das Selbstbewusstsein ist betroffen, die Seele wird krank, was untrennbar mit körperlichen Beschwerden einhergeht. Auf die Hilfe anderer angewiesen zu sein, macht im Wissen um die Regeln der menschlichen Gesellschaft Angst. Längere Erkrankungen können die allmähliche Distanzierung der Umwelt von einem selbst spürbar machen. Der Mangel an Schmerzfreiheit, Illusionen, Hoffnung und Schlaf wird zum menschlichen Notstand. Vieles an

Beschwerden kann man verstehen, aber psychisch erkrankt zu sein, birgt die Gefahr in sich, nicht mehr für voll genommen zu werden. Körper und Geist erkranken, häufig liegt dabei die Störung einer empfindsamen Seele zugrunde. Bei gegebener Notwendigkeit empfahl ich immer wieder, sich *psychiatrisch* betreuen zu lassen und verursachte damit häufig einen ablehnenden Protest. Wenn ich aber ein *neurologisches* Konsilium mit der gleichen Zielsetzung vorschlug, kam es zum Einverständnis.

Es gibt häufig Krankheitsbilder und Beschwerdeverläufe, die aufgrund der verschiedenen und wechselnden Symptome durch die Schulmedizin schwer einordenbar sind. Die diagnostischen Provisorien lauten in diesen Fällen: „altersbedingt und/oder psychogen". Was das heißt, sollte möglichst rasch geklärt werden. Wenn allerdings aufgrund der angstvollen Signale eines Therapieversagens in der Umgebung der Patienten aggressive Tendenzen entstehen und Ausdrücke wie „HysterikerIn" oder „NeurotikerIn" fallen, wird es unerträglich. Psychische Probleme werden auch deshalb von den Betroffenen somatisiert, d. h., in körperliche Beschwerden umgewandelt, um sich der Last einer bestehenden Geisteskrankheit zu entledigen. Statt von Angst und Depression zu sprechen, wird im allgemeinen über ernstzunehmende, aber leichter zu behandelnde „Symptome" wie Schwindel, Kreislaufstörungen, Magenbeschwerden, Nacken- und Kopfschmerzen geklagt. Diese können sich dann tatsächlich zu Krankheiten entwickeln (larvierte Depression, somatoforme Angststörung).

In der Akuterkrankung wird man von Hilfsbereitschaft, Ratschlägen, Interventionen schier erdrückt. Auch Scheinhelfer

(damit sind nicht die Ärzte mit Kassenvertrag gemeint) stellen sich ein, mit variierend gekonnt geheuchelter Anteilnahme. Allmählich wird man alleine gelassen und muss die Betreuung durch ein professionelles medizinisches Personal in Anspruch nehmen.
Andererseits betreute ich viele Jahre lang ältere Damen, die von ihren Töchtern gebracht und rund um die Uhr versorgt wurden. Durch die volle Inanspruchnahme durch die Mutter (Ich sterbe sowieso bald, keiner kümmert sich um mich!) wurde es ihnen unmöglich gemacht, ein eigenes Privatleben aufzubauen.
Aufgabe des Erkrankten ist es auch, auf sich und auf seine Problematik aufmerksam zu machen, sollte es notwendig sein, auch häufiger und intensiver. Doch Grenzen gibt es auch hier. Das Umfeld kann in seiner Selbstbeherrschung gelegentlich dekompensieren. Doch: Glückselig die Schreier, die jederzeit auf sich und ihre Bedürfnisse wie auch in ihrem übrigen Leben lautstark hinweisen (Markus 10:48) zum Nachteil der Stillen, der Ruhigen, der Wartenden, der Rücksichtsvollen. Man kennt sie, diejenigen, die alle ihre psychischen Regungen, alle ihre körperlichen Bedürfnisse signalisieren und von der Umwelt verlangen, sie zu erkennen und darauf zu reagieren. Die Medizin ist dabei nur ein Teilproblem. Egozentrisch geboren, in ihrer Egozentrik bestätigt erzogen, verfügen sie in ihrer narzisstischen Grundhaltung über ein Selbstbewusstsein, um das man sie zuerst beneiden und später bedauern muss. Die Spuren, die sie im Laufe ihres Lebens hinterlassen, sind auch dem Mediziner wohlbekannt. In den unteren Ge-

sellschaftsgruppen fallen sie gelegentlich als Einzelschicksale auf, doch weiter oben, d. h., in den Gesellschaftsschichten, denen sie sich zugehörig fühlen, sorgen sie für Aufmerksamkeit, Amusement, aber auch für Betroffenheit und Enttäuschung, manchmal betrifft sie diese selbst am meisten.

* * *

Frauen und Männer trennen Welten, gelegentlich Auslagenscheiben. Die Gendermedizin wurde von uns schon betrieben, als es die Bezeichnung noch gar nicht gab. Schon in den 70er Jahren fielen uns Krankheitsbilder auf, die vor allem Frauen befielen. Sie bestanden aus Schmerzen im Nacken-Schulter-Armbereich, im Rücken, aber auch im Kreuz und Gesäß, die gemeinsam mit Schlafstörungen, Verdauungsproblemen, Schwindel und anderen vegetativen Funktionsstörungen in ihrer Häufigkeit zunahmen. Die in diesen Fällen diagnostisch nicht weiterführende Röntgenologie und die nicht aussagekräftigen Laborbefunde erschweren die Erkennung und Erklärung durch die auf gestaltliche Veränderungen als Krankheitsursachen spezialisierte Medizin. Die häufig vorliegenden körperlichen Erkrankungen werden durch verschiedene Störfaktoren verursacht oder ausgelöst. Sie sind im einzelnen zahlenmäßig schwer erfassbar, können durch die auf mathematische Beweise aufgebaute Medizin nicht eindeutig definiert werden und werden damit wissenschaftlich als nicht existent betrachtet.

Die Anamneseerhebung und vor allem die körperliche Untersuchung erweisen sich hier als unverzichtbar. Diese Krankheitsbilder, deren Beschwerdesyndrome auch mit der Häufung druckschmerzhafter Strukturen einhergehen, wurden von uns als „Panalgesie“ bezeichnet. Es waren vorwiegend die Rheumatologen, die sich auf den Begriff Fibromyalgie einigten.

Die Unsicherheit und auch die Oberflächlichkeit der Medizin bei der Betreuung dieser zahllosen, hauptsächlich weiblichen Patienten zeigt sich schon in den üblichen somatischen Diagnosen: Zervikalsyndrom (Schmerzen, von denen man annimmt, sie kämen von der Halswirbelsäule bzw. von einer ihrer Strukturen). Man spricht fälschlicherweise von Rückenschmerzen (eigentlich Schmerzen dort, wo der „Rucksack“ aufliegt, in der Brustwirbelsäule) und meint damit den tiefen Rückenschmerz, nämlich den Kreuzschmerz (die Sakralgie), womit noch nichts über Art und Ursache der Erkrankung ausgesagt wird. Wenig aussagekräftig sind auch Ausdrücke wie Bandscheibenabnützung, Spondylopathie, degenerative Vorgänge, Muskelschmerzen. Und wenn im Bereich der Abnützung diagnostisch nichts zu holen ist, droht die andere diagnostische Sackgasse, nämlich die Psyche. Problematisch daran ist, dass „Abnützung“ und „Psyche“ die schwere Beeinflussbarkeit einer Erkrankung erklären könnten; und dass ein Rückzug auf diese Erklärungen andere bzw. genauere Diagnosen außen vor lassen.

Einer der wesentlichen Gründe für die weiblichen Wirbelsäulenbeschwerden ist die Überbeweglichkeit der einzelnen Bewegungssegmente, die in der Schule durch entsprechende Turnübungen mit fraglichem Nutzen bereits verstärkt wurde, wie das Brunnenschöpfen, die Brücke, das Nest in den Ringen. Diese Hypermobilität wird durch eine Schwangerschaft und damit durch das Gelbkörperhormon vermehrt. Letzteres dient zur Vorbereitung des Geburtsweges, wirkt sich aber auch auf das Bindegewebe der Venen, der Bauchhaut und der Bänder, besonders der Lenden-Beckenregion aus. Sie alle werden zu Krankheitspotenzen, die durch beweglichkeitsfördernde Übungen verstärkt und damit nicht kausal beeinflusst werden können.

Bei der Untersuchung von 555 Angestellten einer Firma waren 4 beschwerdefrei! Vor allem die Frauen litten bereits nach 4 Stunden unter Ziehen im Nacken-Schulterbereich und Augenbrennen. Als einzige Strategie dagegen machten die Frauen eine Zigarettenpause.

Bei den oft versprochenen Präventionsaktivitäten des Staates sollte man keinen Aufschub mehr dulden. Analysiert man die Krankheitsmechanismen bei den Frauen, zeigt sich unter anderem, dass das Schauen prinzipiell – und speziell auf den Bildschirm – eine Vorschiebehaltung des Kinns bewirkt, wodurch es zu einer Rücknickbewegung in den obersten Wirbeln und einer Vorbeugehaltung im Übergang Halswirbelsäule – Brustwirbelsäule kommt. Zur Ermöglichung der Feinmotorik der arbeitenden Hände bedarf es einer Fixation der Schulter unter Aktivierung des M. trapezius (Kapuzenmuskels). Dazu kommt die psychogene Muskelanspannung bei der Beobachtung, ob der Computer auch all das tut, was man von ihm will. Eine Spannung der Psyche und damit auch der Muskeln entsteht zusätzlich durch die Planung diverser weiterer unaufschiebbarer Aufgaben. Das Kind muss nach Büroschluss abgeholt werden, die Schwiegermutter braucht Hilfe, der Gatte wartet auf das Essen und jemand sollte mit dem Hund „Gassi gehen". Der Frau wird häufig die Finanzverwaltung der Familie überlassen, dazu die Organisation des Urlaubes, der Einladungen, Gegeneinladungen – die Liste findet kein Ende. Die Frau steht ohne zu klagen mit ihrer Hilfsbereitschaft und ihrer Selbstdisziplin für die Umgebung bereit, und damit zieht dieses Energiezentrum sämtliche Egoisten und Egoistinnen der Umgebung an wie das Licht die Motten. Allmählich schwindet ihre Kraft, nein zu sagen. Sie ergibt sich, Schmerzen entstehen, das Einschlafen wird zur Qual. Sie wird krank, geht zum Arzt und wird dort gekränkt, denn man sagt ihr, es sei „nur" psychisch. Ihre Signale über ihre Beschwerden und ihr Hilfsbedürfnis werden leiser.

Hypothetisch wird angenommen, dass die Überflutung mit Informationen und deren notwendige Beantwortungen Überträgersubstanzen im Zentralnervensystem in einem Ausmaß verbrauchen, wie es die Natur nicht vorgesehen hat und dadurch uns, besonders die Frauen, krank machen. Dass die Männer schmerzempfindlicher sind, dem widersprechen viele wissenschaftliche Untersuchungen. Die Frauen sind sensibler, Gott sei Dank, denn die Trägerinnen des Lebens müssen besonders früh Gefährdungen von sich, dem keimenden Leben und der aufzuziehenden Kinder erkennen. Die Alarmsignale einer drohenden Schädigung werden deshalb bei der Frau früher aktiviert.

Die schicksalhafte Kombination von Geschlecht, Konstitution, Sensibilität, Disziplin, Fehlhaltung, statische und psychische Überbelastung begründet eine der häufigsten Erkrankungen, besonders der Frauen: Diese kann nur holistisch, d. h. ganzheitsmedizinisch gesehen, diagnostisch eingeordnet und entsprechend vielseitig therapiert werden, mit Körper und Seele.

KLINIK, SPITAL, KRANKENHAUS

Das Krankenhaus ist eine unverzichtbar gewordene Hilfszentrale und wichtiger Stützpfeiler der medizinischen Versorgung der Bevölkerung. Mehrere davon habe ich besucht –, alte, neue, supermoderne. Immer wieder denke ich, dass es sicherlich wichtig ist, wie ein Spital aussieht, aber noch wichtiger, wie es funktioniert. Um das beurteilen zu können, muss man dort arbeiten oder Patient sein. Die Ausstattung der modernsten Spitäler entspricht der notwendigen Logistik, doch die Spitalserbauer können und wollen auf eines nicht verzichten: auf die Eingangshalle. Stein, Marmor, silberne Stiegengeländer, automatische Türen – oft hat man das Gefühl, dass die Menschen in diese von diversen Techniken beherrschten Gebilde nicht hineinpassen, spielende Kinder etwa, oder Menschen im Rollstuhl, im Schlafrock, mit oder ohne Verband, Besucher und Begleitpersonen – am ehesten noch das uniformierte medizinische Personal.

Der Beginn eines Krankenhausaufenthaltes ist ebenfalls mit Angst und Argwohn besetzt. Wie schwer krank ist man eigentlich? Wird es wehtun? Was wird gemacht? Auch hier gibt es die verschiedensten Charaktere und deren differente Reaktionen bei der Aufnahme. Die erste Kontaktperson ist meistens die Krankenschwester, also eine virtuelle Schwester der Patienten. Man wartet auf einen Arzt, latent demütig oder aggressiv – man wird sich doch noch wehren dürfen! Gehemmt, und nur imstande, sich im Zorn zu artikulieren, wird man

doch noch etwas sagen dürfen! Wie man sich als Mediziner dabei zu verhalten hat? Höflich! Sich als Vorstand der Abteilung vorzustellen, zu sagen, dass man für die Patienten da ist, zu versprechen, alles zu tun um zu helfen und für Anfragen und Beschwerden jederzeit zur Verfügung zu stehen, und das alles auch in die Tat umzusetzen. Dann schwinden die Aufregungen und man kann miteinander kommunizieren. Die Höflichkeit des anderen hemmt die in uns allen innewohnende Angriffslust. Wahrscheinlich ist das der wichtigste Grund dafür, dass es sie gibt. Die aggressionshemmende Wirkung zahlreicher Reden, Haltungen und Bewegungsstereotypien der Menschheit ist die Voraussetzung für das friedliche Zusammenleben. In den 31 Jahren meiner Primartätigkeit waren wesentliche disziplinäre Probleme selten, weder bei den Ärzten noch bei den Patienten, schon gar nicht beim Pflegepersonal. Der Grundsatz, dass wir für die Patienten tätig sind und diese der Zentralpunkt unseres Interesses sind, wurde immer wieder deutlich signalisiert. Es war ein Ordensspital, in dem ich tätig war, mit einfühlsamen, hilfsbereiten, mitfühlenden Ordensschwestern, welche mir die Ansprache mit „Ehrwürdige Schwester“ durchaus leicht gemacht haben.
Es konnte dort auch vorkommen, dass ein agnostisches Paar das Kruzifix, das in jedem Raum aufgehängt wurde, entfernt haben wollte. Ein Muslim entfernte es beispielsweise nur, wenn er sein Gebet verrichtete, dann versteckte es unter einem Polster. Eine wunderschöne Frau aus unserem jüdischen Freundeskreis musste auf meiner Abteilung aufgenommen werden. Ich bot ihr an, das Kruzifix entfernen zu lassen. Ihre

Reaktion darauf war: „Was willst du? Sind dir zwei Juden in einem Zimmer zu viel?“ Im Sommer saßen manche Herren nur mit der Unterhose bekleidet am Bettrand oder wollten mit nacktem Oberkörper auf die Terrasse gehen. Die Bitte um Respekt vor dem hier agierenden Orden auch durch die entsprechende Bekleidung hatte immer Erfolg.

* * *

Das Spitalsbett • Es ist das Spitalsbett, um das sich Klinik und Krankenhaus aufbauen. Das Bett ist bei eingeschränkter Mobilität besonders wichtig, wie auch vor und nach Operationen, zur Behandlung, in einigen Fällen auch als Zufluchtsort aus einer krank machenden Umgebung, was selbstverständlich nicht Ziel eines Spitals sein kann, aber manchmal ist es eben so. Vieles hat sich im Laufe der Jahre verändert: Die Stahlrohrbetten mit einer am Galgen hängenden Tafel, auf der mit Kreide die Daten der Patienten aufgeschrieben wurden, sind den elektrisch einstellbaren Betten und den für die Pflege wichtigen technischen Accessoires gewichen. Letztere werden nicht immer genützt. Neu sind auch die im Design variierenden Nachtkästchen, eigentlich auch Tagkästchen – man braucht sie ja auch tagsüber. Bei den Visiten kann man die Gegenstände auf dem Kästchen oft nicht übersehen, besonders die Bücher, eines, mehrere, dicke, dünne, mit den wandernden oder ruhenden Lesezeichen. Man konnte die Bücherleser fast typisieren: schnelle Leser, Dauerleser, Nichtleser, Kapitelleser, blätternde Leser. Ich fragte einmal eine besonders ausgeprägte Dauerleserin, die nur bei medizinischen Behandlungen kein Buch in der Hand hatte, worum es in der fast fertig gelesenen Lektüre ging. Sie konnte es mir nicht genau sagen, aber sie hat stundenlang darin gelesen und dabei ihre Umgebung vergessen. Solche Leser sind den Hörern von klassischer Musik ähnlich, sie genießen sie, merken sich aber nicht die Melodien (und erkennen sie eventuell auch gar nicht wieder). Wunderbar!

* * *

Die Visite • Im Spital geht der Arzt zum Patienten, im niedergelassenen Bereich kommt der Patient zum Arzt, es sei denn, letzterer macht einen Hausbesuch, um den Patienten zu sehen. Die Reihenfolge der Visite ist eigentlich: Schauen, Sehen und Erkennen. Der Erfahrene erkennt bereits anhand mehrerer Details den Zustand des Patienten, besonders wenn er ihn immer wieder sieht, möglichst bei täglichen Kontrollen. Weitere Möglichkeiten bei der Beurteilung des Krankheitsverlaufs sind neben dem Schauen auch das Tasten, das Drücken, das Provozieren von Symptomen, Funktionsuntersuchungen *und die Berücksichtigung vorliegender Zahlen.* Diese konnte man noch vor vielen Jahren am Fußende des Bettes auf der Fieber- und Schmerzkurve ablesen. Der Datenschutz war die Ursache, dass die Befunde und die Krankengeschichte nunmehr auf einem Wagen gelagert, geholt und mitgeführt werden. Die Begegnung mit dem Patienten beginnt man wie auch im Alltag mit den Worten: „Wie geht's?" Doch wer meint es schon ehrlich, wenn er das sagt? Keine sehr tiefsinnige Interessensbekundung. Bei der Visite erwartet sich der Arzt mehr, primär Auskunft über das Befinden des Patienten. Allerdings auch nicht zu viel davon. In der Seele des Arztes spielt der Erfolg seiner Behandlung des Patienten eine große Rolle. Doch die häufig auf die Wie-geht's-Frage erhaltenen, klagenden Antworten sind nicht immer förderlich für das Selbstbewusstsein eines Arztes. Ein Freund und Kollege war der beste Operateur des Spitals. Operateure arbeiten, wenn der Patient schläft. Bei der Visite tat er sich hingegen oft schwer, da er die vielen Klagen über die Beschwerden nicht allzu sehr mochte. Zugegeben: Die Nerven des Arztes sind gelegentlich nicht die besten. Als mein Freund eine langatmige Klage einer Patientin anhören musste, was ihr nicht alles passiert sei und was sie nicht alles schlimmer schmerzte als zuvor, rutschte ihm ein „Sie haben auch täglich was anderes!" heraus – unhöflich, unärztlich, aber auch irgendwie verständlich. Wie Lehrer, Polizisten und Priester braucht der Arzt Selbstbeherrschung. Keinesfalls darf sich ein Aggressionspotenzial gegenüber dem Patienten aufbauen. 31 Jahre fragte ich bei der täglichen Visite die Patienten, wie es ihnen ginge. Eine der merkwürdigen und häufigen Angaben von Wienerinnen und Wienern war: „Wenn ich ehrlich bin, muss ich zugeben, dass es mir besser geht." Ehrlich? Zugeben? – das war doch keine polizeiliche Vernehmung! Es kann wohl nur ein Wiener einen anderen Wiener verstehen, oder gibt es das vielleicht auch woanders? „... denn das Gfrett ohne Grund gibt uns Kern, halt uns g'sund" (denn der Ärger ohne Grund gibt uns Kraft, hält uns gesund – Weinheber).

* * *

Simulation, Aggravation, Dissimulation • Therapieversager sind nicht immer auf eine ungenügende Behandlung zurückzuführen, sondern möglicherweise auch auf eine falsche medizinische Beurteilung der Wünsche und Vorstellungen der Patienten, die etwas anderes wollten, als gesund zu werden. Manchmal werden Beschwerden beschrieben, die nicht oder nicht in der geschilderten Intensität bestehen. Dabei sind es jedoch nicht immer nur soziale Vorteile, die damit angestrebt werden. Erkrankungen, wie unspezifische Kopfschmerzen, migräneähnliche Attacken, Symptome einer beginnenden Grippe oder Kreislaufprobleme gelten als Ausnahmegenehmigung, als Befreiung vom üblichen Leistungsdruck der Gesellschaft, der Familie und der Partnerschaft. Die zugestandene eigene Leistungsminderung hat selbstverständlich eine Leistungsvermehrung seiner Umgebung zur Folge: Zuwendung, Pflege und Schonung werden gebraucht. Gelegentlich sind die betroffenen Erkrankten von ihrem Leiden tatsächlich überzeugt und erkranken bei einer vermehrten Beanspruchung ihrer Leistungsfähigkeit spontan. Es soll hier unterstrichen werden, dass die Sensibilität, die Schmerzschwelle, bei jedem Menschen anders ist und beim Einzelnen von den unterschiedlichsten Faktoren abhängt.

Der Stütz- und Bewegungsapparat liefert durch seine häufigen differenten Erkrankungen, die seine Hauptfunktion, nämlich die Bewegung einschränken, oft den berechtigten Grund, die Einrichtungen eines Sozialstaates zu nützen. Es kann aber sein, dass Turnbefreiungen, Wehruntauglichkeitsbestätigungen, Krankenstände, Frühberentungen, Invaliditätspensionen oder Kuraufenthalte nicht immer der gegebenen Notwendigkeit entsprechen. In der medizinischen Ausbildung werden zur Prüfung der Glaubwürdigkeit von Beschwerden wenig

Wissensinhalte angeboten, um Unrichtiges zu diagnostizieren. Um diese Problematik durchschaubar zu machen, braucht man Erfahrungen. Man spricht in der Medizin von *Aggravation*, d. h. der Schilderung eines Zustandes, der nicht so schlecht ist wie dargestellt und von *Simulation*, der Vortäuschung von Krankheiten. Hier gibt es Könner und Dilettanten. Zu den letzteren gehörte ein Patient, der mir versicherte, seit Kurzem den Arm nur bis zur Horizontalen heben zu können. Auf die Frage, wie weit er den Arm vorher heben konnte, streckte er den Arm spielend leicht über den Kopf – dieses Rennen war also entschieden.

Menschen, die beim Vorbeugen im Stehen mit ihren Fingerspitzen kaum die Kniehöhe erreichen, die aber, dazu aufgefordert, aus dem Liegen heraus bis zu ihren Zehen greifen können, gehören auch häufig dazu. Eine weiterführende Information war in diesem Zusammenhang die Frage an den Patienten: „Wie lange haben Sie noch?“ Jeder andere Patient würde fragend und verständnislos schauen. Doch wenn die Antwort wie aus der Pistole geschossen kam, z. B.: „13 Monate!“, dann war das der Hinweis darauf, dass diese Zeitspanne den Patienten von der Pensionierung trennte. Diese musste – im Krankenstand befindlich – entsprechend abgewartet werden.

Menschen, die wir betreuten und bei welchen keine krankhaften Befunde erhoben werden konnten, erhielten attestiert, dass sich die Beschwerden nicht gebessert hatten, mit der Bemerkung: „Für die vorliegenden Beschwerden konnte kein orthopädisches Substrat gefunden werden“, denn die Perso-

nen könnten immer noch an etwas anderem leiden. Simulation und Aggravation sind ein Problem, das die Medizin sehr belastet und einer klärenden Strategie bedürfte. In all den Jahren meiner Tätigkeit war mir niemand böse, wenn eine Simulation ersichtlich wurde. Ich meinerseits habe dies auch niemandem übelgenommen. Es ist nicht unser Beruf zu richten, sondern zu helfen.
Unter dem Druck der steigenden Arbeitslosigkeit haben sich Krankenstandsfälle und Krankenstandstage reduziert. Haben es sich die sogenannten Aggravanten überlegt? Könnte es nicht sein, dass kranke Menschen trotz ihrer Beschwerden an ihrem Arbeitsplatz erscheinen? Gibt es nicht viele Menschen, die, alleine schon um ihre Umgebung nicht zu beunruhigen, ihren Leidensdruck verheimlichen? Es gibt sie, und zwar sehr häufig, bis hin zu den Fällen, die aus Angst vor einem medizinischen Eingriff Beschwerdefreiheit vortäuschen. Gelegentlich ist das ein gefährliches Spiel, auch wenn für den Arbeiter, den Angestellten, den Direktor, den Künstler, den Spitzensportler, den Urlaubsreisenden, den Theaterbesucher sehr viel daran hängt, als Gesunder seine Aufgaben und Absichten durchzuführen. Manchmal sind sie Helden, manchmal sehr ungeschickt.

* * *

Der Krankenbesuch • Kranke zu besuchen ist sicherlich nicht nur eine vornehme Pflicht des Christentums. Kranke brauchen das Interesse und die Zuwendung ihrer Verwandten und Bekannten. Die Aufgabe des Besuchers ist es, dem Betroffenen Trost und Hoffnung zu geben. Im Falle einer Erkrankung, die mich zum Spitalsaufenthalt nötigt, will ich primär Ruhe haben, um so mehr, wenn da mehrere der von mir wirklich geschätzten Menschen um mich herumstehen und mich neugierig und erwartungsvoll anschauen. Ich mag es auch nicht, wenn man sich auf mein Bett setzt. Doch meistens gibt es zu wenig Stühle, das Krankenzimmer ist halt kein Sitzungssaal und auch keine Blumenhandlung. Ein Blumensträußchen in einem modernen Krankenzimmer zaubert Sonne und Freude hinein. Es gibt auch zu viel Sonne und zu viel Zauber und zu wenig Vasen und Platz dafür. Früher hatte man dem Patienten auch oft etwas zu Essen mitgebracht, Apfelkompott oder Ähnliches, in der Annahme, der Patient würde unterernährt werden bzw. an Verdauungsproblemen leiden. Das Mitbringsel bei einem Besuch scheint ein Relikt altsteinzeitlicher Verhaltensweisen zu sein, das sich bis heute erhalten hat, denn üblicherweise bringt man bei jedem Besuch etwas mit. Früher hieß es: „Um die Götter günstig zu stimmen“, später: „Um die Fürsten und Könige und die Herren der Kirche gütig werden zu lassen“. Es kann peinlich werden, bei einem Besuch nichts mitzubringen. Mit einem übervoll beladenen Nachtkästchen und dem Rat, auf sich aufzupassen und auf sich zu schauen, lässt der Besuch dann den Patienten zurück, der endlich auf die Toilette gehen kann.

Einmal gab es im Spital Probleme, die sich sofort in einer Pressemitteilung niederschlugen –, eine Patientin hatte nach der Entlassung aus dem Krankenhaus einen schweren Brechdurchfall. Es wurde in der Presse sofort eine Epidemie vermutet, die Küche als Keimzentrum verdächtigt. In Wahrheit wurde der Patientin, von jedem ihrer Besucher irgendetwas zum Essen mitgebracht. Sie hatte das Essen wegen der ausreichenden Ernährung aufgehoben und, um es nicht wieder mitnehmen zu müssen, am Vorabend ihrer Entlassung größtenteils verzehrt.

***

Das Essen, das Zunehmen und Abnehmen • Magersucht und Fettsucht sind Krankheiten mit großem Bedarf an medizinischer Betreuung, über die in diesem Buch weder verhandelt noch gewitzelt werden soll. Die Subjektivität der stationär aufgenommenen Patienten bei der Beurteilung vieler medizinischer Aktivitäten spielt auch hier eine große Rolle. Selten aber gab es divergentere Aussagen über die Qualität der Speisen als auf unserer Abteilung. Hinsichtlich des Essens ist das Hospital eine andere Welt, man isst dort um 17 oder 18 Uhr das Abendessen, d.h. es wird gebracht. Eine Zeit, in der ich üblicherweise, wenn überhaupt, eine Jause (Zwischenmahlzeit) einnehme. Als Langschläfer erlebe ich das Frühstück im Spital wie einen Überfall im Morgengrauen (mir graut vor dem Morgen). Unterschiede gibt es auch zwischen den individuellen und gegebenen Essensritualen. Vier Mahlzeiten am Tag – kann man das? Es gibt viele Menschen – zumeist sind es nicht die Schlankesten –, die keine Mahlzeit auslassen können ohne ernstlichen Schaden an Gesundheit und Seele zu fürchten. Als ehemaliger Übergewichtiger weiß ich, dass eine der schrecklichen geschichtlichen Realitäten des Wiener Raumes die Tuberkulose war, welche viele Familien dahingerafft hat. Das einzige Mittel dagegen, das damals von den Müttern empirisch festgestellt wurde, war die Fettleibigkeit und die Erfahrung, dass dicke Kinder seltener an Lungentuberkulose erkrankten. Auch meine Mutter, die zutiefst verehrte Löwin, sagte häufig: „Iss, sonst bekommst du was auf der Lunge!“ Wenn man solchermaßen von kleinauf nicht auf das Sattessen, sondern auf das Anessen konditioniert ist, kann man sich später das maßvolle Essen unter besonderer Vermeidung der niederen Kohlenhydrate schwer angewöhnen. Die Lustbefriedigung durch Essen ist eine der großen und häufig nutzbaren Zugänge zur kurzzeitigen Freude mit dem darauffolgend eintretenden Übersättigungsgefühl und dem schlechten Gewissen. Essen ist ein Problem des Gehirns, nicht des Magens.

Was das Abnehmen anbelangt, umfasst dies viele Schicksale und Dramen, d. h„ es obsiegt das Böse, in diesem Fall das Fett. Wie bereits erwähnt, ist der Verlust des Sättigungsgefühls und das Anstreben eines Angegessenseins, d. h. nicht mehr weiteressen zu können, eine konditionierte Eigenschaft. Immer wieder zeigt sich, dass das Fleisch der Mahlzeit zart und das Fleisch des Essers schwach ist. Einer der größten Kabarettisten Österreichs, eine wuchtige Figur, hatte mir erzählt, dass er in seinem Leben schon mehrere Tonnen abgenommen hätte. Ich selbst hatte mir bereits 104 kg angegessen. Damals gab es von einem Salzburger Internisten ein Buch mit dem Titel „Ein Leben ohne Brot“, das sich mit der menschlichen Ernährung in der Steinzeit, aber auch derjenigen der Eskimos auseinandersetzt, wo die Grundnahrungsmittel sicher nicht die niederen Kohlenhydrate gewesen waren. Letztere gewöhnte ich mir ab, das Laufen an.

Für alle, die es wissen wollen: Wichtig ist die Halswirbelsäulengymnastik. Immer wenn die Köstlichkeiten der Wiener oder der tschechischen Küche kommen, sollte man den Kopf mehrmals nach links und rechts drehen. Die Umwelt fasst das als „nein" auf. Das Geheimnis der Gesundheit ist die Kontinuität.

Auf meiner Abteilung versuchte ich bei stationär aufgenommenen Menschen mit Beschwerden der unteren Extremität, z. B. im Knie die Null-Diät, eine relativ radikale Abmagerungskur, welche eine genaue Kontrolle des Patienten und seiner Laborwerte (Harnsäure!) verlangt. Die Erfolge waren hervorragend, die Kontrollen deprimierend, viele hatten nach einem halben Jahr mehr als das ursprüngliche Gewicht wieder zugenommen. Diese Menschen, an die man leider zu wenig herankommt, sind die oft unerreichbare Zielgruppe landesweiter Prävention. Bei einem Vortrag in einem Wellness-Center saßen im Publikum durchtrainierte, drahtige, gesunde Gestalten, die meine Botschaften wirklich nicht brauchten. Billiger und wahrscheinlich effektiver als solche Maßnahmen könnte die Medizin werden: Prävention, klinische Untersuchungen – probate Behandlungsformen, auch wenn sie nicht viel kosten. Jedoch ist dies eine Sichtweise, die nicht verifizierbar ist. Sie müsste immerhin ein Umdenken in der Medizin verlangen. Die Politik, die sich immer wieder der Prävention verpflichtet fühlt, weiß sicher auch, dass die ergriffenen Maßnahmen erst viele Jahre später ihre Früchte tragen, die Legislaturperiode ist da schon längst vorbei. Nicht freundlich formuliert, aber sicher nicht gelogen.

Maßnahmen zur Gewichtsreduktion nützen häufig menschliche Bedürfnisse bzw. menschliche Schwächen. Letzten Endes geht es immer darum, jemanden zu suchen, der einem das Essen bzw. gewisse Speisen verbietet. Dafür zahlt man Geld, man zahlt für das Nichtessen. Doch nichts führt an der Unbeugsamkeit unseres Vegetativums vorbei. Dreiwöchige Kuren, Safttage – alle sind wunderbar, wenn man nachher nicht ... Aber das weiß ein jeder von selbst und hört es nicht gerne.
Ein ärztlicher Rat? Man sollte sich täglich abends sagen: „Den Kopf halt kühl, die Füße warm und überlaste nie den Darm", und am Morgen: „Bewegen bringt Segen". Und nachdem man es gesagt hat, sollte man es auch tun.

* * *

Der Alkohol • Der Alkohol ist ein echter Feind der Gesundheit, da gibt es nichts zu beschönigen. Nie wieder hatte man mir in meinem Leben so viel Alkohol angeboten wie in der Zeit, in der ich ein bekennender Abstinenzler war.
Es war der runde Geburtstag einer großen Persönlichkeit in Wien, der im Sinne des Wortes gefeiert wurde. Der Jubilar selbst trank, wie schon immer, keinen Alkohol, ein Thema, dessen sich die Fernsehreporter bemächtigten und Umfragen anstrengten. So erkundigte man sich auch bei mir, ob ich Alkohol trinke. Ehrlich antworte ich: „Ja", und beantworte auch die Frage nach dem „Wieviel" mit: „Eine Flasche täglich, gelegentlich hilft mir meine Frau dabei." Die Reaktion darauf war zwar nicht aufregend, doch sie erfolgte. Die Antiabstinenzler verhielten sich ruhig, die Antialkoholiker bezeichneten mich als Alkoholiker. Meine anderen Titel hätten mir eigentlich ge-

nügt. Ich unterließ es, eine Antwort darauf zu geben, sehe aber weiterhin als Vorbild einer äußerst gesunden Kost die mediterrane Küche, bei welcher zur Mahlzeit Wein getrunken wird (nach der Mahlzeit pflegen aber die bewundernswerten Italiener und Franzosen mit dem Trinken aufzuhören, und hier beginnt der Unterschied). Mit Freunden diskutierte ich öfters dieses Thema, das Kredo von einem, der als kontrollierter Trinker gilt, war: Alkoholiker ist jener, der ihn nicht verträgt. Beschlossen wurde bei einer solchen Gelegenheit auch die Akzeptanz der 4 W (Wasser, Weißwein, Wodka und Whisky). Dem Alkohol wird allgemein angstreduzierende und entspannende Wirkung zugeschrieben –, die Wissenschaft widerspricht! Ich nicht! Am Ende eines vollen Tages, berufsbedingt beladen von der Last anderer, greife ich gerne nach getaner Arbeit ... Wie sagt doch Theophrastus Bombastus von Hohenhaim, genannt Paracelsus: „Die Dosis allein ist es ..." Ich, gegen ihn wie ein Zwerg, füge hinzu: „... und die Disziplin". Wir Menschen bedürfen der Wiederholung von Mahnungen, Ratschlägen und Drohungen. Gesundheit ist der Ausdruck höchster Ordnung. In der Tendenz zur ständigen Unordnung ist es eine permanente Aufforderung, Ordnung zu halten – eine Sache der Disziplin. Und Kontinuität gehört zur Disziplin dazu.

* * *

Der Beipacktext • Ein ganz eigenes Problem ist der Beipacktext. Öffnet man die Schachtel, so kann es passieren, dass der Zettel, der sich als Schein erweist, vom anderen Ende der Packung hätte herausgezogen werden müssen. Nach dessen Entfaltung wird es äußerst schwierig, ihn wieder original zusammenzufalten, um ihn dann in die Schachtel zu repositionieren. „Ein Weg ohne Wiederkehr". Das Ergebnis schaut oft sehr unordentlich aus. Während das Entfalten des Zettels schon eine Handarbeit darstellt, die manchem Senioren Schwierigkeiten machen könnte, ist auch einmal mehr das Lesen und Verstehen des Kleingedruckten ein Problem. Mit Mühe findet man die Indikation, d. h. die Anzeige zur Einnahme des Präparates, die sofort optimistisch stimmt. Doch dann sollte man nicht weiterlesen. Auch mir als Mediziner ist die Information über Komplikationen und Gegenanzeigen ein Grund, mehrmals diesen Text zu lesen, um eine Entscheidungshilfe zu erhalten. Es ist verständlich, dass die Erzeugerfirmen durch die im Beipackzettel angezeigten Risiken die Verantwortlichkeit dem Patienten, Arzt oder Apotheker überlassen (Lesen Sie die Packungsbeilage oder fragen Sie Ihren Arzt oder Apotheker), denn oft genug gibt es Nebenwirkungen, Therapieversager, Interaktionen mit anderen Pharmaka, die dem in seiner Ganzheit erkrankten Individuum keine endgültige Heilung bringen können. Liest man beispielsweise seinen Entlassungsbrief aus dem Spital, verlangt die dort angezeigte Multimorbidität – d. h. die verschiedenen Erkrankungen, die aufgereiht werden und sich in zunehmendem Maße anhäufen – verschiedene Medikamente. Und dann noch der Beipacktext! Wer zählt die Pillen, nennt die Namen?

ASSISTENTEN

Die Definition von „Assistent“ erhielt ich das erste Mal in einem Spital in Oberösterreich, in dem ich auf einer chirurgischen Abteilung hospitierte. Es war meine erste Assistenz bei einer Blinddarmoperation und es dauerte nicht lange, bis der allmählich ungeduldig werdende Chirurg mich wütend fragte: „Wissen Sie eigentlich, was Assistent heißt?“ Meine demütige Antwort war: „Das kommt von assistere – beistehen, zustehen.“ Darauf antwortete der Primar knurrend: „Beistehen, zustehen, aber nicht im Weg stehen!“ Man lernt nicht aus. Als Dienst verrichtender Spitalsarzt hat man den Titel Doktor, Assistent, Oberarzt, so wie fast alle anderen, mit welchen man mehr oder weniger kollegialen Kontakt hat. Lange Zeit war ich Assistent, länger als Sekundararzt und etwas weniger lang als Oberarzt. Die Kontakte untereinander waren freundlich, fast freundschaftlich. Doch mein plötzlicher Sprung zum Primararzt, in Deutschland Chefarzt genannt, änderte sehr viel. Gestern war ich noch einer der Ihren, heute der Weisungsgeber, für die Kollegen schwer fassbar. Man spricht von „Hausberufung“, und die hat auch ihre Nachteile. Meine Inthronisation fand deshalb so gut wie nicht statt, doch die Leitung einer von mir selbst gegründeten Abteilung, die durch ihre fachlichen Ziele wenig andere Abteilungen zum Modell oder zum Vorbild hatte, wurde für die nächsten 31 Jahre zu einem Großteil meines Lebens. Die MitarbeiterInnen und das Team – dazu gibt es keine Alternative – wurden

von mir immer in der Vordergrund gestellt. Selbst kollegial und antiautoritär eingestellt, war ich mit meinem ersten Mitarbeiter sofort per du und integrierte ihn auch in meine Bekanntschaft und Familie. Das war kein kleiner Fehler.
Gemäß dem Motto „zusammen arbeiten, aber auch zusammen feiern" versuchte ich auch hier mein Glück: Eine Einladung von Kollegen mit ihren Damen in mein Haus hatte ich mir allerdings anders vorgestellt. Ich trug einen Blazer mit Krawatte, meine Frau ein Cocktailkleid, die Gäste kamen in Jeans und Westen. Einmal mehr wurde ersichtlich, dass sich die Schwerpunkte der Bildung und Erziehung deutlich gewandelt hatten. Es mag sein, dass die Bekleidung ein weiterer Ausdruck des grenzenlosen Individualismus sein kann, der persönlichen Freiheit, aber ihr innewohnend ist sie auch eine Abgrenzung gegen die Krawattenträger. Gepflegtheit im alten Sinn – einmal mehr kommt das Wort Ordnung ins Gespräch – fördert nicht nur den Selbstrespekt, sondern ist bei Begegnungen mit anderen, wie z. B. bei Einladungen, ein Zeichen der Ehrung und Verehrung für das Gegenüber. Das sinnloseste, aber trotzdem wichtige Kleidungsstück, die Krawatte, hat dabei weiterhin seine Bedeutung.
Jahrelang fuhren meine Frau und ich im Advent nach Salzburg, um am Christkindlmarkt Geschenke für das Team zu kaufen. Einmal im Jahr veranstaltete ich zudem mit meiner Abteilung einen Ausflug, meistens zu einem Wallfahrtsort, einmal kombiniert mit einer Schiffsreise auf der Donau, bzw. einmal auch auf dem Neusiedlersee. Die dafür verwendete Geldsumme konnte nicht als Werbungskosten von der Steuer

abgezogen werden. Ich weiß mit Sicherheit, dass ich den Ehrwürdigen Damen meiner Abteilung, aber auch vielen Schwestern damit ein bisschen Freude bereiten konnte. Als ich hörte, dass die KollegenInnen zueinander sagten: „Da musst du auf jeden Fall mitfahren, sonst ist er böse!“, beeinflusste dies meine Entscheidung über ein Weiterführen dieser gesellschaftlichen Ereignisse.
Doch ich tue diesen KollegenInnen zutiefst Unrecht, hatte ich doch vergessen, dass sie bei mir einen Teil ihrer Ausbildung machen wollten, um sich später als Facharzt niederzulassen. Beschäftigt mir ihren eigenen Problemen, waren sie an persönlichen Kontakten gar nicht interessiert, was mir zutiefst verständlich scheint. Wahrscheinlich litt ich an einer Bringschuldneurose, die eine autoritäre Personalhierarchie gar nicht kennt. Umso schöner war, dass es unter den Fachärzten, die ich mit ausgebildet habe, immer wieder viele gab, die über das Erlernen der Ausbildungsinhalte hinaus mehr wissen wollten. Die Suchenden und damit die Findenden – von der Ferne konnte ich ihren weiteren Aufstieg mit Freude und Bewunderung beobachten.

KONSILIUM UND ZWEITE MEINUNGEN (SECOND OPINION)

Errare humanum est – Irren ist menschlich!

Ärztliche Diagnosen sind die Voraussetzung für die therapeutischen Konsequenzen. Der mündige Patient wünscht mit Recht darüber aufgeklärt zu werden, was auch immer an Diagnosen, Behandlungsmöglichkeiten und vorbeugenden Maßnahmen in Erfahrung gebracht wurde. Nachdem sich die Erkrankungen letzten Endes im mikrobiologischen Bereich abspielen – Mechanismen also, die man selbst nicht ganz durchschaut –, enthält die Auskunft zwangsläufig plakative Dimensionen. Vielen Patienten genügen gewisse stereotype Erklärungen, aber wenn dann die hartnäckigen Frager mit Internetvorkenntnissen kommen, wird das Gespräch immer wissenschaftlicher, bis hin zu einem langen und schwierigen Disput. Auch die Frage nach Grund und Ursache hört man immer wieder: „Wovon habe ich das?" Ventiliert werden dabei die Vererbung, die Ernährung, Überbelastungen, Krankheiten in der Lebensgeschichte. Bei einem Unfall hat man es leichter.

Selbstverständlich kann sich ein Problem ergeben, wenn unklare Krankheitsbilder von mehreren Ärzten verschiedentlich beurteilt werden. Dem entstehenden Entscheidungsnotstand kann auf zwei Arten begegnet werden: Jemandem auf Treue und Glauben vertrauen oder andere fragen, wodurch sich nicht selten die Sache verkompliziert. Ich persönlich fördere die Wünsche nach weiteren Beurteilungen und bin natürlich auch selbst gelegentlich der 2nd, oder 3rd oder 4th Opinion-Anbieter. Mir selbst hat die 2nd Opinion einmal sehr geholfen. Da stand ich in südlichen Gestaden im Meer und betrachte meine Füße, einen Körperteil, der normalerweise im Detail nicht so ausgiebig inspiziert wird wie das Gesicht im Spiegel oder der Körper von vorne. Schon gar nicht kümmert man sich um eine einzelne Zehe, es sei denn, sie macht ein Problem. Meine linke Großzehe hatte mir keine Beschwerden gemacht, ich habe nur erkannt, dass beim Endgelenk eine weiße Schwellung aufgetreten war. Nachdem diese täglich größer wurde – es entstand eine weiße Geschwulst –, wurde ich unruhig und hoffte auf eine baldige Rückkehr nach Wien. Mein um Rat gebetener Chef wiegte den Kopf und schickte mich zum Hautarzt. Dieser wiegte ebenfalls den Kopf (ein Patient hat das nicht gerne) und konstatierte ein amelanotisches Melanomblastom, also eine bösartige Geschwulst. Für die Amputation der Zehe wurde ich einem plastischen Chirurgen zugewiesen, der vor allem einmal ein Röntgenbild der Lunge veranlasste – Metastasen darf man nicht übersehen. Angst erfüllte mich, große Angst. Meinem großen Neurologen, Prof. Dr. Gerstenbrand, gestand ich, dass ich für eine weitere Zusammenarbeit nicht mehr zur Verfügung stünde und erklärte ihm das Problem und die Maßnahmen, die nun gesetzt werden sollten. „I glaub's net", sagte dieser. Das sagte er zwar oft, aber diesmal hörte ich es gerne. Er schickte mich zu zwei anderen Hautärzten, zu Prof. Dr. Niebauer und

seinem Kollegen, Universitätsprofessoren, die zu zweit meine Zehe beurteilten. Übereinkommend bezeichneten sie meine Erkrankung als eine neben dem Nagel befindliche Schleimzyste, die sie mir auch sofort wegpunktierten. Es ist tragisch, dass es immer solcher Momente bedarf, um, wieder einmal davongekommen, das Leben ganz anders zu sehen. „I glaub's net!", sagte meine Mutter, „I glaub's net!" mein Freund, der große Neurologe.
Check und Doublecheck, Misstrauen ist hier also angesagt, und nicht nur hier. Eine zweite Meinung einholen sollte man, wenn möglich und nötig, immer.

EINLADUNGEN

Einladungen zum Abendessen liebe ich, sowohl als Eingeladener als auch als Einladender. Zum Mittagessen eingeladen zu werden, verfolgt meist differente Zielrichtungen, wie das Geschäftsessen, dessen steuerliche Absetzbarkeit sich als immer schwieriger erweist. Zum Mittagessen nicht geboren, fühle ich mich nach einem Brunch wie am späten Abend. Müdigkeit setzt ein, der Tag ist gelaufen.

Die Analyse eines Abendessens ist interessant. Man erscheint selbstverständlich pünktlich und kommt zu früh: Zuerst werden Cocktails gereicht und Snacks, nach deren Verzehr man gelegentlich schon satt ist. Man wird bekannt gemacht, vorgestellt, Titel werden dabei nicht vergessen, Hände werden geküsst, für besser Bekannte gibt es das Bussi-Bussi. Man ist freundlich, neigt den Kopf nach vorn und auf die Seite und lächelt. Man steht in Gruppen, versucht irgendwelche verbindlichen Worte zu äußern, wird nicht verstanden oder nicht gehört. Die Damen mit ihren Stöckelschuhen bekommen langsam Kreuzschmerzen. Es erfolgt eine kurze Ansprache, man kann nicht applaudieren, denn man hat ein Glas in der Hand, auf das Piano möchte man es doch nicht stellen.

Gegenüber Neulingen herrscht aus der vorhandenen Hierarchie heraus etwas Misstrauen. Einige blinzeln sich zu, andere ignorieren einen, besonders wenn man mit irgendwelchen angeblichen Vorzügen versehen angekündigt wird. Man hat also entweder die Möglichkeit, mit Demutsgesten dieses Miss-

trauen zu besänftigen oder selbst auch das sogenannte kalte Lächeln aufzusetzen, mit gestreckten Ellbogen die Hand des anderen zu ergreifen und nicht zu schütteln. Dann sitzt man von seiner Frau getrennt zwischen zwei Damen. Mit der einen ist es äußerst schwer, in ein Gespräch zu kommen, die andere – mit dem Wissen, man ist Arzt – verrät sofort ihre bisherigen Erkrankungen. Das Essen ist hinreißend, die Getränke wunderbar. Man entspannt sich. Die Hausfrau, eigentlich das Zentrum des Geschehens, hat sich sehr bemüht: der Tisch, die Blumen, die Servietten, das Geschirr, die Farben, eine lieb geschriebene Tischkarte, Vorspeisen, Suppe, die herrliche Hauptspeise ... Spätestens dann erwarte ich von irgendjemandem, dessen Gefühlswelt in dieser Hinsicht wohl abgestumpfter ist als meine, die Bemerkung: „Aber gestern habe ich wo besonders gut gegessen, kennen sie die Familie ...?“ Mein Anstandsgefühl verkrampft sich dann synchron mit dem Herz der Hausfrau.
In zunehmendem Maße zeigen sich auch die führenden Köpfe in der Hierarchie der Tischrunde menschlich geneigt und interessiert. Essen und besonders Alkohol haben ja doch etwas an sich. Eines der Alphamännchen, einer mit dem sogenannten kalten Lächeln, hat mich gesehen und von meinem Beruf erfahren. Sofort beginnt er über die Medizin und die Einkünfte der Ärzte zu polemisieren und zitiert Behandlungsfälle, die als Kunstfehler gelten könnten. Das erste Mal war das für mich schockierend, doch man lernt. Der Höhepunkt der Aussagen ist gelegentlich: „Mit mir machts ihr kein Geschäft, ich brauche keinen Arzt.“ Auf diese schon altbekannte Aussage

antworte ich immer: „Ich kann warten.“ Mein Charme hat den Alphaherrn nicht beeindruckt, ich glaube, er mag mich bis heute nicht.

Interessante Menschen sind auch die „fast Reichen“, denen das „fast“ zu einem lebenslangen Problem werden kann und damit auch ihr Auftreten und ihrer Aussagen in der Gesellschaft nicht unwesentlich beeinflussen. Es scheint Menschen zu geben, die keinen Abend ohne Einladung überleben können. Für sie ist das „Dabeisein“ ein lebenswichtiges Vitamin. Besonders schlimm ist es, bei einer großen, schönen und wichtigen Einladung nicht berücksichtigt worden zu sein. Eine Dame fragt die andere: „Gestern war doch dieses wunderschöne Fest, wieso warst du nicht da?“ Die Antwort: „Erstens war ich nicht eingeladen –“, „Ah, das genügt schon“.

EIN FERNSEHINTERVIEW

Unter meinen Patienten gab es auch einen Fernsehreporter. Er war kräftig, hatte markante Züge, eine wohlklingende Stimme und lud mich zu einem Liveinterview über Ursachen, Folgen und Beeinflussungsmöglichkeiten von Kreuzschmerzen ein. Nach vielem wurde gefragt, was die Zuschauer interessieren könnte, wobei ich auch das Gefühl hatte, dass die gestellten Fragen auch das persönliche Interesse des Interviewers betrafen. Die letzte Minute der Livesendung war angebrochen, da überraschte mich der Interviewer mit der Frage: „Ist Liebemachen gesund für die Wirbelsäule?" Blitzschnell schossen mir zwei Antwortmöglichkeiten und deren Risiken durch den Kopf. Sagte ich ja, es sei gesund, könnte ich allen Menschen, bei denen die Sexualität, aus welchen Gründen auch immer, nicht mehr die einstige Bedeutung hat, ein Argument liefern, etwas für die Gesundheit zu tun. Andererseits fielen mir doch auch meine Dienstgeberinnen ein, nämlich die katholische Missionskongregation der Dienerinnen des Heiligen Geistes, die es sicherlich nicht estimiert hätte, wenn aus einem konfessionellen Spital therapeutische Ermunterungen zum intimen Verkehr publiziert würden. Sagte ich jedoch nein, würde ich von meinen Freunden und Bekannten sicherlich einiges an Häme zu spüren bekommen. Außerdem würde ich mit einer Verneinung der gesundheitlichen Auswirkungen des Geschlechtsaktes zusätzlich zur Migräne vielleicht ein weiteres Argument schaffen, das als Ausrede für viele andere Probleme herhalten müsste. Der Sekundenzeiger lief. Wie immer meldete sich in mir die Stimme meiner Mutter, der Löwin, die mir die klugen Worte zuraunte: „Misch dich nicht d'rein." Vor der Überschreitung der Ziellinie rang ich mich zu der allgemein verständlichen Erklärung durch. „Es gibt Leute, die sagen, dass es gut sein könnte!" Angehende Diplomaten oder Politiker haben sicherlich über diese Formulierung (nicht unbedingt den Inhalt) Befriedigung empfunden.

(JUNGE) ÄRZTE UND IHRE PROBLEME

Blass, überarbeitet und mit Schlafdefiziten (das Neugeborene schreit) zogen zeit meines Lebens viele von ihnen an mir vorbei, so wie auch ich mich lange Jahre auf der Suche nach Erfolg und Glück geplagt und gesorgt habe. Das sind die Zeiten, in denen sich die Kollegen regelmäßig den Blutdruck messen, EKGs schreiben lassen und der Gefahr ausgeliefert sind, Krankheiten, die sie bei Patienten sehen, auch selbst zu haben. Früh hatte man seine Lebenspartnerin kennengelernt und man versuchte gemeinsam die Zukunft zu bewältigen: Kinder, Ausbildung, schließlich Niederlassung, Anerkennung und Geld. Das erste nennenswerte Honorar, bei welchem man der Fehleinschätzung ausgesetzt ist, es würde einem gehören. Man sollte auf die Steuererklärung warten und allmählich erkennen, dass es zwar Geld ist, aber nie so viel, dass man sich eines Tages ein Vermögen ansparen kann. Die zweite Fehleinschätzung ist, dass man von der Höhe des Einkommens (und das bezieht sich nicht nur auf die Ärzte) auf seine eigene Tüchtigkeit schließt. Man holt erst einmal nach: ein größeres Auto, vielleicht ein mächtiges, jeepähnliches, mit dem Flair des eigenen Landgutes und der Jagd, mit dem man die Beute abtransportieren kann, und man holt damit nach dem Einkaufen die Kinder ab. Man will Verdientes konsumieren, nämlich schlicht und ergreifend „essen". Viele KollegenInnen, aber auch viele Menschen in anderen Berufen kennen das Phänomen: Man kommt am Abend nach Hause, hinter einem liegt ein Tag, der kein Heldenlauf war, keine Siege oder Triumphe – das Leben und das Kollektiv können einen ganz schön prügeln –, doch der Reflex am Abend kommt bestimmt, die Sehnsucht nach Wiedergutmachung, nach dem Schönen, nach dem Lohn, nach der Konsumation der Beute, am leichtesten durch Essen und Trinken. Und man nimmt zu. Eine liebende Frau, die verwöhnen möchte und das auch tut, die auch als Köchin beeindruckt, das Fernsehen, die Couch – der Circulus vitiosus beginnt. Man arbeitet viel, man arbeitet ständig. Freizeit im Sinne der Ruhe, des sich Findens, der Bewegung im Sport, dazu hat man keine Zeit mehr. Der nächste Abend kommt bestimmt, eventuell ist man wo eingeladen oder man hat selbst Gäste. Der Drang nach Austausch, dem Herzeigen und nach Freundschaften ist groß. Wie schnell gute Lokale entdeckt werden, Vorzüge gewisser Weine erkannt werden und wie der Duft einer Zigarre den Hauch der großen Welt spüren lässt. Lang geplante Reisen werden durchgeführt, längere und weitere als die der Freunde, Patienten laden zur Jagd ein, eventuell ein kleines Schiff da, ein größeres Haus dort und dazwischen hauptsächlich die Arbeit. Und man nimmt zu! Dann beginnt man Golf zu spielen, ja, Golf: eine Sportart, die, wenn man sie ernst nimmt, ernst genommen werden muss. Zeit, die Zeit ist es, die man braucht, Golf braucht die auch, inklusive des dort mit angebotenen gesellschaftlichen Lebens, welches vorher beim Tennis gar nicht so intensiv war. Die Kinder werden größer, die Gattin spielt auch Golf, Damenrunden. Die Gemahlin wird immer selbstständiger, die

Enge des Zusammenlebens wie in den früheren Kampfzeiten ist nicht mehr gegeben. Ja, es gibt auch andere Frauen und auch andere Männer. Der Sozialstatus ist gut, das Ansehen groß, der Markt von Angeboten, von diversen Bekanntschaften, wird größer, die Libidokurve wird divergent. Der Frau haben die sogenannten Aufbaujahre nicht gut getan. Kinder, Praxis, Haushalt etc. haben sie müde werden lassen. Die Aggressivität anderer, jüngerer Frauen ist in dieser Hinsicht bekannt, das Fleisch ist schwach, die Eitelkeit ist stark. Was fehlt, ist in den meisten Fällen die Frage an die junge Partnerin: „Willst du der Grund meiner Herzinfarkte werden?“ Die sich ergebenden Konstellationen sind zahllos. Rosenkrieg? Wo ist das innige Du geblieben, die Umarmungen, die Küsse, die Liebesbezeugungen, die vielen gemeinsamen Tage und Nächte? Vergessen? War es denn nicht die große Liebe? „Und dann vielleicht nach manchem Jahr, fällt uns im Traum der Brunnen ein“ (Hesse). Wenn dies nicht der Fall ist, dann war sie es vielleicht nicht. Eventuell das nächste Mal. Die Chancen darauf werden allerdings geringer.
Ich erinnere mich an Festivitäten, bei denen ältere Kollegen mit jungen Gattinnen auftraten und man sich fast dafür entschuldigen musste, dass man bei seiner Aufbaufrau geblieben ist. Wo waren die jungen Damen, als er noch studierte? In den meisten Fällen haben sich alle arrangiert, doch ein Problem sehe ich noch immer, oder bilde es mir ein: das sind ihre Kinder.
Es gibt Ärzte, die durch ihren Einsatz und Fleiß finanziell ein großes Kollektiv erhalten, dafür riesige Arbeitsaufwände leisten und vom Kollektiv als Erhalter eingestuft werden. Erhalter

und sonst nichts. Die Kinder werden älter, haben gute Schulen besucht, sämtliche Sportarten gelernt und auch schon ihre Partner. So kommt der Erhalter nach Hause, der Freund seiner älteren Tochter sitzt auf *seinem* Sessel, raucht *seine* Zigaretten, trinkt *seinen* Whisky und liebt *seine* Tochter, wie immer das heißt. In Gesellschaft anderer junger Leute schaut er sich im Fernsehen einen Krimi an. Wie gerne hätte der Erhalter eigentlich das Ländermatch gesehen. Unter der Jugend sitzt die liebende Gattin – man muss sich anbiedern –, und empfängt ihn mit dem Worten: „Schatzilein, spät bist du wieder dran, stör bitte nicht, im Eiskasten ist dein Abendessen." Um 23 Uhr verabschiedet sich die Jugend, denn sie wollen noch in die Stadt. Dem Erhalter sagen sie fürsorglich: „Geh bitte bald schlafen, du musst ja morgen wieder früh aufstehen und hast einen anstrengenden Tag." Dessen Blick ist vom Vorübergehen der Stäbe bereits müde geworden, so müde, dass er nichts mehr hält. Der Erhalter ist von seinem Tun bereits so abgestumpft, dass er unfähig geworden ist, sich zu wehren und das, was in seiner Familie geschieht, akzeptiert. Doch eines Tages kommt er, wie täglich, in das Spital. Da ist eine junge neue Krankenschwester, mit wippendem Röckchen, mit sich beim Gehen nach konservativ-orthopädischen Ansichten rechtzeitig anspannendem großem Gesäßmuskel. Doch die mittlere Gesäßmuskulatur versagt und kann auf der Belastungsseite das Becken nicht halten, die Medizin spricht von einem angedeuteten Trendelenburg-Phänomen, das Becken kippt auf der belasteten Seite merkbar nach außen, das Fazit: Der angespannte Popo bewegt sich beim Gehen hin und her und zieht den gesäßbezogenen Betrachter in den Bann konservativ-orthopädischen Wissens. Mit wohlgeformten Beinen nähert sie sich und fragt den Erhalter, ob er einen Kaffee wünscht. Als sie ihm den Kaffee überreicht, sieht er, dass sie aufgeregt zittert. Sie zittert in seiner Gegenwart, sie blickt ihn mit großen Augen unterwürfig an, beim Verlassen des Raumes blickt sie noch einmal zurück, die Büchse der Pandora wird geöffnet. Weitere Entwicklungen in diesem Geschehen bleiben den Vorstellungen des Lesers überlassen. Jedenfalls könnte es aufregend, sicherlich aber teuer werden. Liebe und Leben haben ihren Preis, der mit dem Alter steigt. Normalerweise bezahlt man das Alter mit viel Kleingeld. Alle Varianten sind möglich. Gelegentlich werde ich gefragt, wie lange ich verheiratet sei. Lapidar antworte ich dann: „Ich kann mich nicht erinnern, nicht verheiratet gewesen zu sein." Eigentlich schön, oder? Mir gefällt es sehr. Jahre! Wer zählt denn schon?

KOMPLEMENTÄRMETHODEN, RANDGEBIETE, PARAMEDIZIN

Ein großes Anliegen der klassischen Schulmedizin ist es, Methoden zur Patientenbetreuung, die nicht nützen, eventuell schädlich sind und in bestimmten Fällen durch das Verhindern von lebensrettenden Behandlungsweisen durch die Schulmedizin jener geradezu gefährlich werden können, zu identifizieren. Um keine Fehler, kein Abdriften in genannte Methoden zu erlauben, entstanden innerhalb der Schulmedizin Begriffe wie „Goldstandard", „state of art", oder die „experienced based medicine". Dass die genannten Prinzipien nicht immer die Lösung waren und sein können, liegt auf der Hand, siehe Vorwort. Die Geschichte der Therapie der Osteoporose zeigt die differenten Therapieprinzipien, die alle sicherlich durch viele wissenschaftliche Arbeiten abgesichert wurden. Als diagnostisches und therapeutisches Problem gelten dabei die sogenannten unspezifischen Erkrankungen mit den ebenfalls sogenannten Befindensstörungen.

* * *

Man weiß, wann man krank ist, man weiß aber nicht, wann man gesund ist. – Das subjektive Erleben von Erkrankungen nimmt einen aktiven, variierenden Einfluss auf die Krankheitssymptome, wodurch das Phänomen entsteht, dass nicht jedes pathologische Geschehen mit einem anderen derselben Kategorie wirklich gleich ist. Somit ist auch die Einschätzung des eigenen Gesundheitszustandes so variierend, dass die „Evidence based medicine“ ihre Grenzen erkennen muss. Chronisch erkrankte Menschen ohne zahlenmäßig ausdrückbare und begründete Diagnosen – wie beispielsweise diverse Befindensstörungen –, misstrauische sowie als unheilbar geltende Patienten verlassen häufig das weite Gebiet der medizinischen Wissenschaft, um andere Hilfeanbieter aufzusuchen. Es handelt sich hier um Methoden, die verschiedene Zielrichtungen haben, mit unterschiedlichen Bezeichnungen, wie Randgebiete der Medizin, Paramedizin, komplementär medizinische Alternativmedizin, Naturheilverfahren etc.

Es ist eine Aufgabe der klassischen Schulmedizin, diese Methoden zu beurteilen. Nützen sie oder gefährden sie, wenn sie lebenswichtige Methoden der Schulmedizin ersetzen sollen, und was kosten sie? Doch erweisen sich immer wieder einzelne diagnostische und therapeutische Möglichkeiten als wirksam. Wissenschaftlicherseits wird vorwiegend vom Placeboeffekt gesprochen, also von einem an und für sich unwirksamen Mittel, das trotzdem Linderung, eventuell sogar Heilung erbringen kann. Doch was ist gegen einen Placeboeffekt einzuwenden, dessen sich auch die Schulmedizin bedient? Wenn ein Placeboeffekt in der Schulmedizin verhindert werden sollte, müssten die Götter in Weiß ihre Arbeitskleidung ablegen und von ihren Ordinationsschildern bzw. ihren Visitenkarten alle niedergeschriebenen Titel und Angaben über ihr Fachwissen entfernen.

Wiederum gilt der Hinweis, dass die Betreuung von Erkrankten im Spitalsbereich anders erfolgt und erfolgen muss als im niedergelassenen Bereich. Beim Praktizierenden muss zwar nicht mit allen Mitteln, aber mit vielen Möglichkeiten ein Erfolg angestrebt werden. Bei der Behandlung von Schmerzsyndromen des Bewegungsapparates ist häufig eine einzelne Methode, die eventuell aus rein wissenschaftlich-klinischen Gründen durchgeführt wird, nicht so wirksam wie die aktualitätsbezogene Kombination von Therapiemaßnahmen. Diese von uns auch im stationären Bereich durchgeführte Strategie wurde zunächst kritisch als Polypragmasie abgetan. Inzwischen wurde diese Bezeichnung durch das seriöse Wort „multimodale Schmerztherapie“ ersetzt.

***

Die Neuraltherapie • Bei einem Kongress für Manuelle Medizin lernte ich eine Gruppe niedergelassener praktischer Ärzte kennen. Sie suchten den Kontakt zu mir, um ihr Wissen über den gestörten Bewegungsapparat zu verbessern, was in ihrer Ausbildung ignoriert worden war. Dieses Kennenlernen sollte für mich zu einer großen Erweiterung meines medizinischen Wissens führen, besonders was die sogenannten Randgebiete anbelangt. Diese späteren guten Freunde näherten sich mir zunächst etwas zögerlich, an der Spitze Dr. Manfred Eder, der es als Allgemeinmediziner schaffte zu habilitieren und a. o. Universitätsprofessor wurde. Als besonders genial schätzte ich Dr. F. Doppler, praktischer Arzt in Grieskirchen, Oberösterreich ein, der mit den anderen mich nicht nur in die Neuraltherapie einführte, sondern auch in die Infiltrationstherapie, in der er ein außergewöhnliches Können aufwies. So hat er mit den Brüdern Dr. Schuller in einem Krankenhaus anhand von Leichen die Infiltration des oberen Grenzstrangs studiert.

Sie haben die Technik, die nur mit langen Nadeln zu bewältigen ist, so oft trainiert, bis sie diese auch an ihren Patienten anwenden konnten, und nicht zuletzt auch untereinander. Von dieser Gruppe wurde ich über das Problem des Störfelds informiert. In den damaligen Zeiten konnte man tatsächlich häufig das Sekundenphänomen nach Huneke auslösen, z. B. dass sich durch die Infiltration an die Rachenmandeln schlagartig die Beschwerden in einem Knie besserten und dies mindestens 24 Stunden anhielt. Auf meiner Abteilung wurde durch das positive Huneke-Phänomen eine Anzeige zu einem chirurgischen Eingriff, nämlich der Entfernung von beherdeten Zähnen oder der Tonsillektomie, diskutiert. In den letzten 10 Jahren ließ sich das Phänomen allerdings fast nicht mehr auslösen. Die sogenannte Herdsanierung, die ich auch an mir selbst ausführen ließ, hatte nicht mehr den gewünschten Effekt. Man denkt dabei an den sogenannten Übergang in der Epidemiologie: Ändern sich die Krankheitsbilder?

* * *

Der Bänderschmerz • Nicht nur in den großen Gelenken sind gestörte Bänder und deren Ansätze Grund für immer wiederkehrende Schmerzen. Gestörte Bänder sind auch im Wirbelsäulenbereich das (im Röntgen nicht sichtbare) Substrat von chronischen Schmerzen. Von der Gruppe um Dr. Eder lernte ich auch den „Bänderschmerz“ besser kennen. Sie nahmen mich nach Colchester mit, um dort bei einem weiteren praktischen Arzt, Dr. Ronnie Barbor, näheres über den Ligamentschmerz und seine Behandlung, die Sklerosierung nach Barbor-Hackett zu lernen. Heute sprechen wir bei den entsprechenden Infiltrationstechniken weiterhin von den „Barborpunkten“. Sie hatten sich meist als umschriebene Maximalpunkte – Muskelhärten erwiesen, über die man orthopädische Krankheitsbilder tatsächlich dauerhaft bessern kann.

* * *

Akupunktur • Bereits vor der Zeit von Prof. Dr. J. Bischko unterrichteten sie mich in Akupunktur. Ich konnte daraufhin dieses Wissen in der konservativen Orthopädie bzw. in der Manuellen Medizin anbieten. Dann lernte ich bei meinem späteren Freund „Hansi“ Bischko und bewundere noch heute die wissenschaftliche Bearbeitung dieses Themas von Wancura-König.

* * *

Interdisziplinäres Konsilium • Jedes Jahr trafen wir uns in einer immer größer werdenden KollegInnenschaft für eine Woche irgendwo in den Alpen zum gemeinsamen Schifahren. Einige von ihnen reisten sogar gemeinsam mit ihren Patienten an. Einer meiner Freunde führte einmal am Schilift ein Gespräch mit einer Urlauberin vom gleichen Hotel. Als sie erfuhr, dass er Arzt sei, gestand sie ihm, dass sie einen grippalen Infekt hätte, der sich nicht bessern würde. Mein Freund bot ihr einen Haus- bzw. einen Zimmerbesuch an. Auf sein Klopfen hin öffnete sie die Tür, bekleidet mit einem wunderschönen Schlafgewand. Wieso ich das weiß? Ich war dabei, und noch zwei weitere Kollegen, die in ihr Appartement kamen, um sie zu behandeln mit Akupunktur, Neuraltherapie und Homöopathie. Augenscheinlich waren ihre Vorstellungen nicht das gewesen, was wir ihr als Therapie zukommen ließen. Meinen

Freund hat sie für den Rest der Woche nicht mehr angesehen und auch kein Wort des Dankes geäußert.

* * *

Radiästhesie • Eines Tages stieß zu dieser bunten Gruppe ein weiterer Kollege aus München, Dr. Arno Sollmann, hinzu. Er hatte es sich etwas kosten lassen, um aus eigenem Interesse mittels Röntgenkinematographie die Traktionsmanipulation einer Hüfte als kurzes Abheben beider Gelenkpartner voneinander nachzuweisen. Er hatte auch von 1000 Menschen ein Wirbelsäulenröntgen im Stehen von vorne anfertigen lassen, um festzustellen, dass nur etwa 50 davon eine ideal gerade Wirbelsäule hatten. Arno Sollmann hatte die Wünschelrute als medizinisches Diagnostikum entdeckt und untersuchte die Patienten auch mit ihr. Äußerst distanziert sagte ich eines Tages: „Arno, untersuche mich doch auch einmal!“ Er nahm die Wünschelrute hoch, tastete mich damit ab und fragte: „Rechte Oberkieferhöhle und Schilddrüse!?“ Ich konnte nur sagen: „Na, so was?“ Wir trafen uns öfter, und eines Tages bat ich ihn wieder, mich zu untersuchen. Ich nahm mit ziemlicher Sicherheit an, dass er die vor langer Zeit erfolgte Untersuchung schon vergessen hatte. Wieder tastete er mich ab und sagt dann: „Die rechte Oberkieferhöhle und die Schilddrüse.“ Die Wünschelrute, so ließ sich erfahren, wird nicht nur zur Suche einer Quelle, also eines Ortes um einen Brunnen zu bauen, eingesetzt, sondern auch zur Ortung von „Wasseradern“. Viele alte Kirchen, die übrigens häufig auf heidnisch-religiösen Orten errichtet worden waren, sollen ausgependelt worden sein.

Arno kam nach Wien, trank nach Münchner Brauch – allerdings nicht Bier sondern Wein – und war guter Dinge, als ich ihn zu mir nach Hause einlud. Wir wohnten seit Kurzem in unserem neuen Reihenhaus und meine Frau beschwerte sich darüber, dass sie im neuen Heim schlecht schlafe. Arno nahm sofort seine Wünschelrute, ließ sich in das Schlafzimmer führen, stieg mit den Straßenschuhen auf das Bett und erklärte kurz: „Hier ist eine Ader." Jetzt wurde ich aufmerksam und führte ihn in das untere Geschoss, wo er an identer Stelle – er kannte das Haus nicht – wieder eine Wasserader meldete. Der Wein verfehlte nicht seine Wirkung, aber die Wünschelrute war nüchtern und schlug auch im obersten Stockwerk an identer Stelle wieder aus. Diese Geschichte ging mit nicht aus dem Sinn. Viele Jahre machte ich täglich in den Zimmern meiner Abteilung Visite. Meine ersten Erfahrungen waren, dass an gewissen Tagen, nachdem ich etwa 10 Patienten nach ihrem Befinden gefragt hatte, annehmen konnte, wie der übrige Tag verlaufen würde: mit Klagen und Jammern. Dann gab es wieder Tage von einer überdurchschnittlichen Euphorie und Glückseligkeit. Grund genug, um sich der Biometeorologie zu widmen, die anhand von vielen Beispielen die Zusammenhänge von Krankheiten, Krankheitsverläufen und Wetterveränderungen nachwies. Mit ihrer Hilfe konnten wir zeigen, dass Zusammenhänge zwischen Wetterphasen und Kreuzschmerzintensitäten bestanden. Ob man nicht auch die Wetterbedingungen bei klinisch-wissenschaftlichen Untersuchungen miteinbeziehen sollte, ähnlich wie den Biorhythmus? Die zweite Auffälligkeit war – und das konnte niemandem entgehen – das Gefühl, dass in einigen Betten die Menschen schneller und in anderen Betten die Menschen langsamer gesund wurden. Unter Ausschluss der Tatsache, dass schwer zu pflegende Patienten immer türnahe das Bett zugewiesen bekamen, konnten wir durch Berechnen der Belagsdauer pro Bett Differenzen feststellen. Ein bekannter Wünschelrutengänger wurde zu Stellungnahme gebeten, nämlich zur Untersuchung von sogenannten guten und schlechten Betten, über die er in ihrer Qualität nicht informiert wurde. Natürlich gab es Ergebnisse, aber soll man es sich auch deshalb mit der Schulmedizin verscherzen?

* * *

Homöopathie • Mein Sohn zahnte und schien darunter sehr zu leiden. Dr. Klaus Schuller rief mich an: „Wie geht's?" „Mir geht es gut, aber meinem Sohn nicht!" Ich berichtete und er fragte: „Ist er zornig?" Tatsächlich war der Bub unruhig und schlug mit seinem Kopf mehrmals gegen das Gitterbett. „Gib ihm Chamomillae D4" „Von wo?" „Natürlich von der Apotheke!" Der Magister dort verstand kein Wort. Durch weitere Telefonate wurde die Substanz entsprechend oft verdünnt, mein der Homöopathie unkundiger Sohn bekam die Tropfen und er wurde friedlich. So etwas kann man als Arzt nicht übersehen.

* * *

Was blieb? • Aus der Neuraltherapie wurde die wichtige therapeutische Lokalanästhesie. Die Akupunkturpunkte in der Orthopädie entsprechen klinisch fassbaren Befunden am Bewegungsapparat. Die Manuelle Medizin ist durch ihre diagnos-

tischen Möglichkeiten bei Funktionsstörungen des Stütz- und Bewegungsapparates keine Außenseitermethode, sondern eine Form der klinischen Untersuchungsmöglichkeiten, die alle am Bewegungsapparat Tätigen, die nicht klinisch untersuchen können, unter den Verdacht der Paramedizin geraten lassen. Die Wirbelsäulenstörungen von 85 % aller Patienten sind, wie bereits erwähnt, in ihrer Ursache durch das Röntgen und andere bildgebende Verfahren nicht nachweisbar, auch das Labor versagt. Die klinische, d. h., die manuelle Untersuchung bringt die Diagnose, welche entsprechende nichtoperative Therapien verlangt, die in ihrer Breite und in ihren Dimensionen dem operativ eingestellten Mediziner nicht unbedingt bekannt sein dürfte.
Schlussendlich stellt sich die Frage: Wie ist es eigentlich mit dem Dunstthermophor, mit dem Schmierseifenwickel, mit den Essigpatscherln, mit dem Topfenumschlag, mit dem Pferdefluid. Alles reflextherapeutische Maßnahmen über die Haut, die tatsächlich in der Tiefe ihre Wirkung ausüben. Sie waren nie Paramedizin, aber sie kosten nichts und niemand verdient daran. Also sie werden vergessen.

DER ARZT ALS PATIENT

D*er Spazierstock* • Wandern, wundern, seine Kraft spüren, hinauf wollen – so stieg ich auf einen der gutmütig runden, aber hohen Nockberge in Kärnten, mit einer Fotoausrüstung und einem Stock wegen des Weideviehs, Weitsicht, keine Menschenseele. Sie ist 2310 m hoch, die Moschelitzen. Auch dort gibt es ein Bärental mit einem natürlich gestauten kleinen See, gespeist von einem der zahllosen Bäche in diesem Urgesteinsbereich. Wasser! Schon etwas erschöpft wankte ich zu dem Bach, um zu trinken, riesige Grasbüschel ließen mich stolpern, dann geschah es: Ich stürzte, ließ reflexartig den Stock fallen, versuchte noch Balance zu halten und stürzte auf den mit der Spitze gegen mich gerichteten Stock.
Als ich mich am Rücken liegend wiederfand, hatte ich ihn in der Brust stecken. Ruhig geworden, blickte ich auf die dahintreibenden Wolken und dachte mir: „Hier muss es sein … Werden sie mich finden? Und wann?“ Plötzlich fiel mir auf, dass ich noch nicht tot war. Vorsichtig zog ich die eiserne Spitze des Stockes aus meinem Brustkorb, bereit, mit dem Zeigefinger der anderen Hand bei einem zischenden Geräusch als Zeichen eines Pneumothorax sofort die Wunde zu verschließen. Es zischte nicht. Warten auf den Tod konnte ich auch woanders. Deshalb rappelte ich mich auf, nahm meine Fotoausrüstung – sehr wichtig! – und meinen Feind, den Stock. Es galt noch einen Kamm zu überqueren, um nach längerer Wanderung zur Straße auf den „Falkert“ zu gelan-

gen. Überraschend erschien ein Touristenpaar mit Tochter, die mich freundlicherweise begleiteten und meine Fotoausrüstung trugen. Durch das Bluten und Schwitzen war mein Durst unermesslich geworden. Im Gebirge sieht man öfters einmal eine alte Badewanne mit einem Wasserschlauch als Tränke für das Vieh. Mein Helfer war sehr freundlich und wollte mir den Wasserschlauch reichen, er zog kurz an und schon war der Wasserschlauch aus seinem Loch gerutscht … Retrospektiv gesehen war es ein Thriller. Mit Mühe und Not erreichte ich die Straße, jemand nahm mich mit zu meinem Häuschen, wo meine Familie und meine Mutter friedlich saßen und aßen. Entsetzt schauten sie mich an, man hat mir angesehen, dass es mir nicht gut ging. Durch die Walkweste war kein Blut durchgedrungen, und um keine Panik zu verursachen, sagte ich: „Ich glaube, ich habe mir eine Rippe angeknackst."
Es dauerte lange, bis wir nach Villach in das Unfallkrankenhaus kamen. Ich stieg aus, meine Frau suchte einen Parkplatz, ich wackelte in die Rezeption, wo die Schwester mir einen großen Zettel vorlegte, den ich ausfüllen sollte. „Ausfüllen?", fragte ich und öffnete meine Jacke, die mich irgendwie an die im Wiener Arsenal ausgestellte Uniform des ermordeten Thronfolgers Franz Ferdinand erinnerte: Blut und fast kein Ende. Der hilfsbereite Primar des Hauses ließ mich sofort in den Operationssaal bringen und inspizierte die Wunde. Das Rippenfell war Gott sei Dank nicht verletzt. Der Primar nähte. So weit so gut. Allerdings ich hatte noch immer nichts getrunken. Sicherlich hätte man mir nachher eine Infusion angehängt, aber die wollte ich nicht mehr und ließ mir von meiner

Frau zwei Flaschen Bier bringen. Bier, das von mir gelegentlich als Heilmittel angesehen wird. Wie heißt es doch so schön, stehend, freihändig, ohne Netz: Ich nahm die Flaschen und leerte eine nach der anderen. Die Qualen waren noch nicht zu Ende, denn was macht der Biertrinker, nachdem er einen richtigen Schluck gemacht hat, mit der Kohlensäure? Ja, die muss weg. Er rülpst. Doch ich konnte es nicht. Bei jedem Versuch das Zwerchfell zu aktivieren, glaubte ich, ich würde zerspringen. Leben heißt Leiden. In diesen Stunden habe ich sehr intensiv gelebt. Den metallenen Spitz des Stockes habe ich heute noch, die Narbe verblasste allmählich, das Erlebnis allerdings nicht.

***

Liebe – ein Rezept • Cave! Vorsicht! Liebe macht die Herzen krank! (Hermann von Gilm) Was immer man sich unter Liebe vorstellt, sicher ist: Man liebt und will geliebt werden. Es dürfte bekannt sein, dass auf einem Rezept links oben die Buchstaben Rp, rezipe, einen Auftrag an den Apotheker bedeuten: „nimm“. Es ist möglich, dass links unten ein D steht, „da“, die Abkürzung für „gib“. Eigentlich bräuchte man danach nichts mehr aufzuschreiben, denn „nimm“ und „gib“ sind zweifellos die beiden elementaren Säulen der Liebe. Rezeptiert man Liebe tatsächlich, sollte man natürlich auch die Dosis, die Form der Einnahme, die Wirkungsdauer, die Lagerfähigkeit und deren Bedingungen genauer definieren. Ähnlich dem Beipacktext eines Medikamentes wären jetzt die Nebenwirkungen zu berücksichtigen, die sich entweder schnell oder langsam bemerkbar machen können. Bei den Komplikationen wäre vor

allem der Schmerz zu diskutieren, den man sich selbst oder anderen zufügt. Darauf hinzuweisen ist weiters, dass es sich um kein Dauerrezept handelt, sondern dass, der Aktualität folgend, Änderungen des Therapieplans nicht nur möglich, sondern oft äußerst notwendig sind. Seit langer Zeit wird untersucht, ob es sich bei der Liebe um ein Heilmittel handelt oder ob doch nicht gegebenenfalls toxikologische Phänomene zu erwarten sind. Als Nahrungsergänzungsmittel wird Liebe gelegentlich ebenfalls diskutiert.
Gesicherte statistische Ergebnisse, welche weiterführende strategische Maßnahmen angezeigt werden lassen, gibt es nach dem aktuellen Informationsstand noch nicht. Klar formulieren muss man können, um, ohne sich bloßzustellen, auszudrücken, dass man eigentlich nichts weiß. Nicht nur über die Liebe.

* * *

Die Gesundheit • Ist Gesundheit das Fehlen sämtlicher bekannter Erkrankungen? Die Gesundheit bedeutet höchste Ordnung in den verschiedensten Funktionssystemen des Körpers, die zusammenwirkend die Bewältigung der Anforderungen und Aufgaben des Menschenlebens ermöglichen. Ihre Erhaltung und ihre Wiedergewinnung ist die Aufgabe des Einzelnen, die durch gesellschaftliche Systeme, wie etwa die Familie, die Arbeitsstelle und den Staat beeinflusst werden. „Man fühlt sich wie neugeboren." Wer je ein Neugeborenes gesehen und gehört hat, kann diesen Satz nicht ganz verstehen. Gehören zur Gesundheit auch die Probleme der Pubertät, die Nöte des Klimakteriums, die Schmerzen beim Zahnen und die bei einer

Geburt? Wie lange ist die Funktion dieser höchsten Ordnung vorgesehen, bis zu welchem Alter? Oder endet die Gesundheit bei der ersten Durchuntersuchung?
Jahrzehnte habe ich geglaubt, gesund zu sein, doch die WHO hat mir gezeigt, dass ich krank bin. Sie hat festgestellt, dass mein Blutdruck, meine Blutfette und vieles mehr nicht stimmen. Was man für die Gesundheit tun kann? Im Augenblick? Darauf trinken! Denn es scheint, dass „Gesundheit“, wie das sogenannte „Gute“, schwerer zu definieren ist, als die „Krankheit“ und das „Böse“, nach welchen man sich gelegentlich bei der Erklärung der Position orientiert. Über die „Krankheit“ zu sprechen, wie über das „Böse“, fällt leichter. Gesundheit – ein Ordnungsprinzip, eine Aufgabe der Disziplin?

* * *

Der Tod – ein vom Leben verbreitetes Gerücht • Religion, Philosophie, Resignation – vieles versucht man zur Auseinandersetzung mit dem Unfassbaren heranzuziehen. Der Tod ist die Beendigung des Sterbens. Eine wissenschaftliche Definition des Todes ist: „Das Maximum aller regressiven Vorgänge mit der Beendigung der Stoffwechselfunktionen.“ Eine Zitatvariante lautet: „… mit kolloidalen Entmischungsvorgängen einhergehend.“ Meinem ehemaligen Religionslehrer, mit dem ich nach der Matura noch lange in Kontakt blieb, zitierte ich diesen Text. Er lächelte, nicht höhnisch, nicht sarkastisch, nicht schlau, sondern mit einem zutiefst menschlichen Lächeln.
Der Tod – der übermächtige Feind des Arztes beschäftigt diesen weiterhin mit Fragen: Woran wurde gestorben? – Eine Frage, die an den Pathologen gerichtet ist. Warum wurde ge-

storben? – Eine Frage an die Moral, die sich bei jedem Getöteten, speziell bei einer großen Anzahl systemisch Ermordeter (Holocaust), stellt und das Schließen der Karteikarte hemmt.

* * *

Auch das geht vorbei – Freunde, Idealismus und andere diskutierenswerte Themen • Nach meinem Abgang von der Mittelschule hatten sich meine Mitschüler relativ bald verlaufen, im Schutz einer sechsköpfigen Familie war man doch etwas isoliert. Aufgrund meines Sozialstatus' interessierte sich keine Vereinigung, keine Verbindung, keine Interessengruppe für mich und für einen eventuellen Beitritt von mir. Ein Fehler, andererseits die Chance für mich, nicht zu früh kanalisiert zu werden. Der Beitritt eines jungen Menschen in ein Kollektiv, welches ja gemeinsame spezifische Ziele anstrebt, trägt viel zur Prägung des Menschen bei, die auch später ihre positiven, aber auch negativen Spuren verfolgen lassen. Doch dies kommt dem Wunsch des allmählich Reifenden entgegen: Vorbilder in der Umgebung zu suchen, zu finden und ihnen nachzuahmen. Doch war mich betrifft, ich war uninteressant. Ich war oder bin, wie sagt man, nirgends dabei, „Blutgruppe 0".

Meine Bedeutung änderte sich durch meine Promotion etwas, doch was will man von einem Spitalsarzt, außer gelegentlich Blutdruck messen zu lassen und die Präparate, die man verschrieben bekommen hatte, zur Stellungnahme zu zeigen. Nach der Praxiseröffnung und der Übernahme einer leitenden Funktion im Spital war plötzlich alles ganz anders. Mitschüler aus der Volksschule meldeten sich in einem Ton, als hätten wir uns gestern das letzte Mal gesehen und trugen

mir ihre Wünsche vor. Entfernte Verwandte erwiesen sich plötzlich als enge Verwandte. Ich hätte nie gedacht wie viele Menschen mich kennen und schätzen. Natürlich half man, und auch gerne, wobei am Ende meiner ärztlichen Intervention immer wieder das große Dankeschön zu hören war, genau genommen: „Dankeschön einstweilen." Dieses „einstweilen" soll wahrscheinlich die Hoffnung erwecken, eines Tages anders als verbal bedankt zu werden. Aber man ist ja lernfähig. In zunehmendem Maße hatte man das Gefühl, in der Position – man verzeihe – einer Bedürfnisanlage zu sein. Diese ist im Bedarfsfall unglaublich wichtig, aber danach ...
Das heißt, Idealismus wurde verlangt. Vorsicht vor Idealisten, denn es gibt auch welche, die zwar kein Geld verlangen, aber dennoch vieles andere, wie Steigerung des Selbstwertgefühls, des Gefühls der Macht, wichtig zu sein, geliebt, geschätzt, gekannt zu werden –, menschlich durchaus verständlich. Eines der besten Argumente für eine Leistung ist das Geld, es darf nur nicht zu viel sein. Idealismus darf auch nicht erzwungen werden. Mein übersteigerter Idealismus endete an dem Tag, als meine Kinder neue Schuhe brauchten und meine damals vierköpfige Familie aus ihrem 54 m^2-Wohnraum weg wollte.
Während viele mir bekannte Kolleginnen und Kollegen ihre Freunde von der Schulzeit noch in ihr jetziges Lebensalter mitbrachten, gewann ich neue Freunde, Freundschaften, die ich nicht missen möchte. In gewissen Situationen ist das Geben und Nehmen dann nicht mehr so wichtig. Arm aber sollte man nicht sein. Arm zu sein hemmt viele der uns als Tugenden erscheinenden Lebensformen. Idealismus, Ehre, Moral

muss man sich leisten können. Und noch dazu – Leistungen, die nichts kosten, werden meistens auch als wertlos angesehen.

ES GIBT AUCH EIN LEBEN VOR DEM TOD (DER RÜCKZUG)

Sein Blick ist vom Vorübergehn der Stäbe
so müd geworden, dass er nichts mehr hält.
Rilke

Den Tag, an dem das Altern beginnt, erkennt man äußerst schwer. Das Alter ist keine Krankheit, aber das Altern. Jeder will alt werden, aber keiner will es sein. Wie bei einer Erkrankung zeigt dieses Altern relativ früh seine Symptome. Es müssen nicht die Haare sein, die ergrauen, nicht die Schnellkraft, die man einmal hatte und die man nun zunehmend verliert. All das einzuschätzen unterliegt der Aggravation oder der Dissimulation, doch frühe Hinweise ergeben sich aus den ersten Bemerkungen von Patienten, mit dem Worten: „Was tun wir einmal ohne Sie?" Die Patienten denken und rechnen also. Weitere Anzeichen sind: Man wird den Menschen allmählich sympathisch. Auch Bekannten und Freunde fragen: „Arbeitest du noch?" Wenn dann zusätzlich im Spital der Portier nicht mehr so freundlich grüßt wie früher, wenn der Gehorsam der MitarbeiterInnen deutlich nachlässt, wenn man den Tisch im Stammlokal nicht mehr reservieren lassen kann, wenn die Umgebung überschwänglich betont, wie gut und jung man aussehe, wenn einen die jungen Damen mit Ehrfurcht, aber nicht mit Interesse anschauen, wenn die Ehrungen und Titel sich in vermehrtem Maße einstellen (vorverlegte Begräbnisfeierlichkeiten), wenn einem die alten Konkurrenten, zwar nicht mehr so stark, aber dafür herzlicher auf die Schulter klopfen, wenn in der Ordination seltener das Telefon läutet – man könnte das nun lange weiterführen –, dann entstehen eine Fülle kritischer Details in der Anamnese, die, wie auch der immer seltener auftretende Zorn, das verstärkte Verständnis für die Umgebung, der Blick zurück, momentan auftretende Geräusche, Töne und Bilder aus alten Zeiten, keine Zufälle sind. Täglich wird klar, dass man beim Aufstehen ein anderer ist als derjenige, der sich am Abend vorher schlafen gelegt hat. Die Unterschiede werden größer, man zählt immer öfter verschiedene Pillen und Tabletten nach – man könnte sich ja irren. Wunderbare Augenblicke erfahren unscharfe Umrisse, mit einem gewissen Grundton des Tragischen und Vergänglichen. Man weiß, man ist nicht mehr im Gleit-, sondern im Sinkflug. Wie viele Jahre noch, wie viele Monate, wie viele Tage? Was wünscht man sich zum Ende? Keine Schmerzen, keine Demütigungen (der Pfleger sagt „du", Besucher streicheln über den Kopf, der früher das Haupt war, sagen: „Trink deinen Kakao", und reichen das Schnabelhäferl). Man sucht nach der Kraft, um Augenblicke zu genießen, und dies in Ruhe. Depressive Gedanken kommen, und wenn nicht, macht man sich was vor! Das kann zur Kunst werden.

* * *

Gibt es Schlussworte? Ja, nachdem man sich für die Fehler, die man begangen hat, entschuldigt hat –, Träume sind des Lebens Güter und die Liebe, die man fühlt und das Gute, das man tut (in einer Variation zu Grillparzer). Ist das alles in Zahlen ausdrückbar? Vielleicht hatte Goethe doch recht. Gefühl ist alles!

GLOSSAR

Aggravation: als Aggravation (von lat.: aggravare „schwerer machen") wird das bewusst übertriebene Betonen vorhandener Krankheitssymptome aufgrund von „vermehrter" Selbstbeobachtung bezeichnet.

Akupunktur: (lat.: acus „Nadel", punctio „das Stechen") ist ein Teilgebiet der traditionellen chinesischen Medizin (TCM). Sie geht von Lebensenergien des Körpers aus (Qi), die auf definierten Längsbahnen, den Meridianen, zirkulieren und angeblich einen steuernden Einfluss auf alle Körperfunktionen haben.

Akute Krankheitsphase: akute Erkrankungen, akut (von lateinisch acutus, „scharf, spitz") kennzeichnet schnell zum Ausbruch kommende Erkrankungen vergleichsweise kurzer Dauer (3 bis 14 Tage).

Alttuberkulin: Substanz aus dem Tuberkulbanterium, die injiziert das Vorhandensein von Abwehrkräften gegen die Tuberkulose nachweisen sollen.

Amelanotisches Melanomblastom: unpigmentierter Hautkrebs

Antidepressivum: Antidepressiva sind Psychopharmaka, die hauptsächlich gegen Depressionen, aber auch zum Beispiel bei Zwangsstörungen und Panikattacken, generalisierten Angststörungen, phobischen Störungen, Essstörungen, chronischen Schmerzen, Entzugssyndromen, Antriebslosigkeit, Schlafstörungen, prämenstruell-dysphorischem Syndrom sowie bei der Posttraumatischen Belastungsstörung (PTBS, PTSD) eingesetzt werden.

Assistent: ein wissenschaftlicher Mitarbeiter

Bänderschmerz: lokal und ausstrahlend, entstammt aus überlasteten oder verletzten Bandansätzen

Beherdete Zähne: tote oder entzündete Zähne mit einer krankmachenden Fernwirkung auf andere Organe

Biometeorologie: Die Biometeorologie (gebildet aus altgr.: βίος bíos „Leben", altgr.: μετέωρον metéoron „Himmelserscheinung",

„Lufterscheinung“ und altgr.: λόγος lógos „Lehre“) ist ein Teilgebiet der Meteorologie und interdisziplinäre Wissenschaft. Sie behandelt direkte und indirekte Zusammenhänge zwischen der Atmosphäre und dem Weltraum und biologischen Systemen wie dem Menschen und auch ganzen Ökosystemen.

Chiropraktik: die Chiropraktik (von altgriech.: χείρ cheir „Hand“ und πραξις praxis „Tätigkeit“), ist eine alternativmedizinische, biomechanische Behandlungsmethode mit dem Ziel, die normale Beweglichkeit der Gelenke – besonders an der Wirbelsäule – wiederherzustellen. Dabei werden sowohl das gestörte Gelenkspiel (joint play) als auch die Verschiebung (Subluxation) berücksichtigt.

Chiropraktiker: Anwender der Chiropraktik

Chirotherapie: Chirotherapie oder Manuelle Medizin (von griech.: χειρ~ „Hand~“) ist eine medizinische Schule, die sich mit der Wiederherstellung der Beweglichkeit von Gelenken befasst, die in Form und Zusammensetzung intakt sind, deren Funktion jedoch gestört ist.

Circulus vitiosus: als Teufelskreis, auch circulus vitiosus (lat.: „schädlicher Kreis“), wird ein System bezeichnet, in dem mehrere Faktoren sich gegenseitig verstärken (positive Rückkopplung) und so einen Zustand immer weiter verschlechtern.

Chronische Erkrankung - chronisch (von griech.: „die Zeit“) kennzeichnet sich durch langsam entwickelnde oder lang andauernde Erkrankungen. Der Krankheitsverlauf erstreckt sich über mehr als vier Wochen. Eine Erkrankung kann chronisch sein und trotzdem eine akute Komponente haben. Einige chronische Erkrankungen, wie z. B. Epilepsie, zeichnen sich durch akute Schübe (Anfälle) aus.

Computertomographie (CT): Die Computertomographie (von altgr.: τομή tome „Schnitt“ und γράφειν graphein „schreiben“), Abkürzung **CT**, ist die rechnerbasierte Auswertung einer Vielzahl aus verschiedenen Richtungen aufgenommener Röntgenaufnahmen eines Objektes, um daraus ein Schnittbild zu erzeugen. Es handelt sich dabei um ein bildgebendes Verfahren und wird auch CT-Scan oder CAT-Scan (von computed axial tomography) abgekürzt. Im Gegensatz zur Röntgentomographie ist in der Computertomographie die Nutzung eines Computers zwingend nötig, um aus den Rohdaten Schnittbilder erzeugen zu können.

Delirium clemens: ein mildes Delirium, Scherzbezeichnung als Gegensatz zum Delirium tremens, eine schwere Reaktion auf eine Alkoholisierung

Diagnostische Provisorien: das Provisorium (umgangssprachlich auch „Provi"; von lat.: provisio „Vorsorge") bezeichnet eine für den vorübergehenden Zweck eingerichtete Sache, wobei die zeitliche Beschränkung des Gebrauches von vorneherein festgelegt wird.

Dissimulation: Dissimulation ist das absichtliche Herunterspielen bzw. Verbergen von Krankheitszeichen (Symptomen), um für gesund gehalten zu werden.

Dunst-Thermophor: Behandlungsform von tiefliegenden Erkrankungen über die Haut (z. B. bei Bronchitis, Gallenschmerzen etc.): ein feuchtes Tuch, darauf ein Thermophor (Wärmflasche), darauf ein trockenes Tuch.

Elektrokardiogramm (EKG): (zu altgr.: καρδία kardía „Herz" bzw. „Mageneingang" und γράμμα grámma „Geschriebenes") ist die Aufzeichnung der Summe der elektrischen Aktivitäten aller Herzmuskelfasern. Elektrokardiogramm heißt auf Deutsch Herzspannungskurve, gelegentlich wird es auch Herzschrift genannt.

Epidemiologie: Seuchen und weitverbreitete Erkrankungen wechseln in ihren Symptomen und werden allmählich von anderen Krankheiten abgelöst.

Essigpatscherln: Behandlung von Erkältungen durch essiggetränkte Tücher bzw. Socken auf den Füßen

Evidence based medicine: Evidenzbasierte Medizin (EbM, von englisch: „auf Beweismaterial gestützte Heilkunde") ist eine Richtung in der Medizin, die ausdrücklich verlangt, dass bei einer medizinischen Behandlung patientenorientierte Entscheidungen nach Möglichkeit auf der Grundlage von empirisch nachgewiesener Wirksamkeit getroffen werden sollen.

Familienanamnese: Umstände und Krankheiten in der Familie, die auf die Beschwerden der Patienten Einfluss haben könnten.

Feinmotorik: der Begriff Motorik ist eine griechisch-lateinische Wortschöpfung, abgeleitet von griech. motorikè téchne mit der Bedeutung Bewegungstechnik, Bewegungsfertigkeit, Bewegungskunst, Bewegungswissenschaft, Bewegungslehre und lat.: motor „Beweger“, abgeleitet von movere „bewegen“, „antreiben“. Feinmotorik kennzeichnet Bewegungsabläufe in fortgeschrittenen oder ausgereiften Lernstadien.

Fibromyalgie: ein rheumatologischer Krankheitsbegriff für großflächige Schmerzen, besonders der Muskulatur

Fieberblasen: unter Herpes simplex (lat.: simplex „einfach“) versteht man Virusinfektionen, die durch Herpes simplex-Viren hervorgerufen werden. Umgangssprachlich verwendet man für diese, speziell den Lippen- oder Genitalherpes (Herpes labialis und Herpes genitalis), auch die Kurzform Herpes.

Foramen suprapiriforme, Foramen infrapiriforme: Löcher im knöchernen Beckenbereich, der durch den birnenförmigen Muskel (piriformis) in ein oberes und ein unteres geteilt wird.

Gelbkörperhormon: Gestagene, auch Gelbkörperhormone, sind neben den Oestrogenen die zweite wichtige Klasse der weiblichen Geschlechtshormone. Wie bei diesen handelt es sich um Steroidhormone.

Gesäßmuskulatur: Muskeln, wie der große, der mittlere und der kleine Gesäßmuskel, die unter anderem das Gesäß formen.

Gold Standard: ist ein Schlagwort. Es wird sowohl zur Bezeichnung von Verfahren verwendet, die bislang unübertroffen sind, aber auch solcher, die nach Meinung der Protagonisten eines neuen Verfahrens zum Standard werden sollen. Meist handelt es sich also entweder um Verfahren, die bereits seit längerer Zeit an vielen Orten angewandt werden, oder um solche, die angewendet werden sollen.

Grenzstrang: der Grenzstrang (lat.: Truncus sympathicus) ist eine Kette untereinander in Längsrichtung verbundener Ganglien an den Wirbelkörpern des Rumpfes. Er gehört zum Sympathikus.

Hüftarthrose: die Hüftgelenksarthrose oder Coxarthrose (eigentlich: Koxarthrose) ist eine degenerative Erkrankung des Hüftgelenks.

Hüftendoprothese: bei Endoprothesen (von griech.: endo „innen") handelt es sich um Implantate, welche dauerhaft im Körper verbleiben und den geschädigten Körperteil ganz oder teilweise ersetzen. Am bekanntesten sind wohl die künstlichen Hüftgelenke.

Hysterikerin: (von griech.: hystera „die Gebärmutter"), deshalb primär Frauen betreffende Krankheit seelischen Ursprungs.

Infiltrationstherapie: Bei der Infiltrationstherapie werden flüssige Medikamente in die Haut oder auch tiefer liegende Bereiche injiziert, um primär lokale Wirkungen, teilweise aber auch davon abgeleitete Fernwirkungen hervorzurufen.

Infiltration an die Rachenmandeln: siehe Sekundenphänomen nach Huneke

Interdisziplinäres Konsilium: mehrere fachspezifische Interpretationen und Therapievorschläge bei einer schwierig einzuordnenden Erkrankung

Ischialgien: die Ischialgie (oder Ischiassyndrom) bezeichnet Schmerzen in einem Teil des Versorgungsgebietes des Nervus ischiadicus, streng genommen handelt es sich aber um das Areal einer lumbalen Nervenwurzel (fast immer L_5 oder S_1, wobei L_5 den fünften und letzten Lumbal- oder Lendenwirbel und S_1 den darunterliegenden Sakral- oder Kreuzbeinwirbel bezeichnet).

Kalmieren: beruhigen

Kassenpraxis: Praxis eines niedergelassenen Arztes mit einem oder mehreren Verträgen verschiedener Sozialversicherungen

Kausale Beeinflussung: Behandlung der Ursache

Krankmachende Faktoren: die Fülle der Umstände, die zu Erkrankungen führen.

Klimakterium: der Wechsel der Frau

Kolloidal, Kolloid: fein verteilte Stoffe

Komplementärmethoden: siehe Paramedizin, Alternativmedizin

Krankheitsverläufe: betrifft vor allem die Intensität, den Wechsel und die Dauer von Erkrankungen

Larvierte Depression: depressiv (lat.: deprimere „niederdrücken") bezeichnet umgangssprachlich einen Zustand psychischer Niedergeschlagenheit. Eine Depression kann sich auch vorwiegend durch körperliche Symptome – oft Schmerzen – äußern und wird dann als „larvierte Depression" bezeichnet.

Ligamentschmerz: Bänderschmerz

Maprotilin (Ludiomil): ist ein Arzneistoff aus der Gruppe der tetrazyklischen Antidepressiva, der in der Psychiatrie zur Behandlung von Depressionen eingesetzt wird.

Magnetresonanztomographie (**MRT**, kurz auch MR): Tomographie von altgr.: τομή, tome, „Schnitt" und γράφειν, graphein, „schreiben") ist ein bildgebendes Verfahren, das vor allem in der medizinischen Diagnostik zur Darstellung von Struktur und Funktion der Gewebe und Organe im Körper eingesetzt wird. Es basiert physikalisch auf den Prinzipien der Kernspinresonanz und wird daher auch als Kernspintomographie bezeichnet.

Maximalpunkte: Die in der Literatur gebräuchlichen Begriffe „Maximalpunkt" und „maximaler Schmerzpunkt" werden in entsprechendem Zusammenhang ebenfalls gleichbedeutend mit Myogelose verwendet. Der Begriff Myogelose (aus altgriech.: μῦς mys, Gen. μυός myos „Muskel" und lat.: gelu „Frost"; Syn. Muskelhärte) bezeichnet eine umschriebene tastbare, meist druckschmerzhafte Verdickung eines Muskels mit kontraktilen Muskelbündeln, sowie Knoten- oder Wulstbildung.

Mikrobiologie: (altgriechisch: μικρός mikrós „klein", βίος bíos „Leben" und λόγος lógos „Wort", „Lehre") ist ein Teilgebiet der Biologie und ist die Wissenschaft und Lehre von den Mikroorganismen, also Lebewesen, die als Individuen nicht mit bloßem Auge erkannt werden können: Bakterien, Protozoen (Urtierchen), Pilze, ein- und wenigzellige Algen („Mikroalgen") und Viren.

morphologisch: gestaltlich

Musculus trapezius: der sogenannte Kapuzenmuskel

Mutation: (von lat.: mutatio „Veränderung", „Wechsel") ist eine dauerhafte Veränderung des Erbgutes. Sie betrifft zunächst nur das Erbgut einer Zelle, wird aber von dieser an alle eventuell entstehenden Tochterzellen weitergegeben.

Multimodale Schmerztherapie: die Beeinflussung mehrerer Schmerz (mit)verursachender Vorgänge

Neuraltherapie: die Neuraltherapie ist ein Verfahren aus dem Bereich der Alternativmedizin zur Behandlung von Krankheiten. Dabei soll durch Anwendung eines Lokalanästhetikums das vegetative Nervensystem beeinflusst werden und im Gegensatz zu wissenschaftlich anerkannten Lokalanästhesieverfahren Fernwirkungen entfalten.

Nervenwurzeln: Als Nervenwurzel bezeichnet man die ein- und austretenden Nervenfasern des Rückenmarks. Die zur Vorderwurzel gehörigen Nervenzellkörper (Perikarya oder Somata) bezeichnet man auch als Wurzelzellen. Zu jedem Segment der Wirbelsäule gehören auf beiden Seiten zwei Nervenwurzeln, die sich jeweils im Zwischenwirbelkanal zu einem Spinalnerven (Rückenmarksnerven) vereinigen.

N. ischiadicus: ein Hauptnerv des Beines

Neurotiker, Neurose: Unter Neurosen wird seit William Cullen (1776) a) eine nervlich bedingte rein funktionelle Erkrankung verstanden, d. h. ohne Nachweis einer organischen Läsion. So kann man z. B. von Herzneurose sprechen. Seit Sigmund Freud wird hierunter b) eine leichtgradige psychische Störung verstanden, die durch einen Konflikt verursacht wird. Neurosen werden den Psychosen, schwereren seelischen Störungen, gegenübergestellt.

Nosodenlehre: Begriff der Homöopathie

Ordinarius: ordentlicher Professor an einer Hochschule

Ordensspital: ein Krankenhaus unter der Führung eines geistlichen Ordens

Ordensschwestern: Die nicht klausuriert lebenden und nicht-monastischen Gemeinschaften angehörenden Schwestern werden als „Ordensschwestern" bezeichnet.

Osteoporose: Die Osteoporose (von altgr.: ὀστέον „Knochen" und πώρος „Tuffstein") ist eine häufige Alterserkrankung des Knochens, die ihn für Brüche (Frakturen) anfälliger macht. Die auch als Knochenschwund bezeichnete Krankheit ist gekennzeichnet durch eine Abnahme der Knochendichte durch den übermäßig raschen Abbau der Knochensubstanz und -struktur.

Paramedizin: Alternativmedizin (auch: Alternative Medizin) und Komplementärmedizin sind Sammelbezeichnungen für unterschiedliche Behandlungsmethoden und diagnostische Konzepte, die sich als Alternative oder Ergänzung zu wissenschaftlich begründeten Behandlungsmethoden verstehen, wie sie im Medizinstudium und im Psychologiestudium gelehrt werden.

Panalgesie: Schmerzen in vielen Strukturen, vor allem des Bewegungsapparates

Parameter: Ein Parameter (griech.: παρά para „neben" und μέτρον metron „Maß") ist eine charakterisierende Eigenschaft, eine Kenngröße oder Kennzahl, eine Steuergröße oder ein Einflussfaktor, der von außen auf ein betrachtetes Objekt einwirkt.

Pferdefluid: Einreibung von chemischen hautreizenden Substanzen zur Beeinflussung tiefliegender Strukturen (Kreuz, Schulter etc.)

Pharmavertreter: medizinisch ausgebildete Ärztebesucher, die Produkte und Spezialitäten einer Pharmafirma bewerben und bekanntmachen sollen.

Placebo: Ein Placebo (lat.: „ich werde gefallen") im engeren Sinn ist ein Scheinarzneimittel, welches keinen Arzneistoff enthält und somit auch keine durch einen solchen Stoff verursachte pharmakologische Wirkung haben kann. Im Gegensatz zum wirkstofffreien Placebo wird ein wirkstoffhaltiges Präparat Verum genannt.

Pneumothorax: Der Pneumothorax (altgriech.: πνεῦμα pneuma „Luft" und θώραξ thorax „Brustkorb") ist ein meist akut auftretendes, je nach Ausprägung lebensbedrohliches Krankheitsbild, bei dem Luft in den Pleuraspalt gelangt und damit die Ausdehnung eines Lungenflügels oder beider Lungenflügel behindert, so dass diese für die Atmung nicht oder nur noch eingeschränkt zur Verfügung stehen.

Polypragmasie: die praktische Behandlung mit mehreren Methoden unter der Voraussetzung des Wirkens mehrerer Krankheitsverursacher, siehe multimodale Schmerztherapie

Profiteor: „ich gelobe"; ein Ordensgelübde ablegen

Psychogene Anspannung: Geisteszustand

Pykniker: nach Curry ca. mittelgroß, gedrungener Körperbau, Neigung zum Fettansatz, Brustkorb unten breiter als oben, kurzer Hals und breites Gesicht, Temperament behäbig, gemütlich, gutherzig, gesellig, heiter, lebhaft bis hitzig oder auch still und weich, reagiert auf Warmwetterfronten.

Rachitis: Knochenerkrankung durch Vitamin D-Mangel

Radiästhesie: (auch Radioästhesie, lat.: radius „Strahl", griech.: aisthanomai „empfinden") ist die Lehre von sogenannten Strahlenwirkungen auf Organismen. Die Untersuchung der Strahlen und deren Auswirkungen geschieht mittels einer paranormalen Strahlenfühligkeit bzw. Strahlenempfindlichkeit, die feinfühlige Menschen nach Annahme ihrer Anhänger besitzen sollen.

Reflexzonenmassage: Die Reflexzonenmassage ist eine Behandlungsform, die in ihrer therapeutischen Ausprägung zu den alternativmedizinischen Behandlungsverfahren gezählt wird und als Wohlfühlbehandlung zunehmend auch im Wellnesssektor Einzug gefunden hat. Befürworter dieser Methode gehen davon aus, dass die Reflexzonenmassage in der Schmerztherapie und bei Durchblutungsstörungen übliche medizinische Verfahren und physiotherapeutische Anwendungen ergänzen kann sowie eine Verbesserung des Wohlgefühls unterstützen kann.

Rehabilitation: Rehabilitation oder Rehabilitierung (mittellat.: rehabilitatio „Wiederherstellung") bezeichnet die Bestrebung oder ihren Erfolg, einen Menschen wieder in seinen vormals existierenden körperlichen Zustand zu versetzen, medizinische Rehabilitation.

Rippenfell: Die Pleura (von griechisch: πλευρά „Seite, Flanke, Rippe"), deutsch Brustfell, ist eine dünne seröse Haut, die als Lungenfell (fachsprachlich Pleura visceralis oder Pleura pulmonalis) die Lungen überzieht sowie als Brustfell im engeren Sinne (fachsprachlich Pleura parietalis) die Brusthöhle von innen auskleidet, wobei sich letzteres noch einmal wie folgt unterteilt: die Cupula pleurae, den kopfwärtigen Teil an der Lungenkuppel, das Rippenfell oder Pars costalis, der Anteil, der die Innenseiten der Rippen überzieht, die Pars mediastinalis am Bindegewebe des

Mediastinums im Brustkorbzentrum und die Pars diaphragmatica an der Zwerchfelloberseite.

Röntgenkinematographie: Röntgenologische Bewegungsaufnahme

Sakralgie: Schmerz im Kreuzbeinbereich – Kreuzschmerz

Schmerzreiz: Zeichen einer Gewebsirritation, ein Warnsignal der Natur

Second opinion: zweite Meinung

Sekundenphänomen nach Huneke: Durch die lokale Anästhesierung der Mandelpole lassen sich augenblicklich weit entfernte Beschwerden beeinflussen.

Selektion: Auslese, Aussonderung, Auswahl, Wahl

Sensomotorik: Als Sensomotorik (auch Sensumotorik) bezeichnet man das Zusammenspiel von sensorischen und motorischen Leistungen. Damit ist die unmittelbare Steuerung und Kontrolle der Bewegungen von Lebewesen aufgrund von Sinnesrückmeldungen gemeint.

Simulation: Krankheitszeichen werden bewusst und absichtlich vorgetäuscht. Beiden Abwehrmechanismen ist ein soziales Moment gemeinsam, das im Falle der Simulation als Krankheitsgewinn bezeichnet wird. Im Falle der Dissimulation versucht der Kranke zumeist, sein Selbstbild aufrechtzuerhalten. Dies wird vielfach auch als Anosognosie bezeichnet.

Sklerosierung: ist ein Begriff aus der Medizin. Er bezeichnet die Umwandlung von (kleineren) Teilen des Körpers im Sinne der Sklerose. Dieser Prozess ist möglich ohne äußere Einwirkungen, zum Beispiel durch Krankheiten (siehe Sklerose), durch die (ärztlich) gewollte Injektion sklerosierender Medikamente, zum Beispiel zur Varizenverödung oder bei hypertropher Kardiomyopathie.

Somatische Diagnosen: Somatisch bedeutet: „das, was sich auf den Körper bezieht; körperlich". Der Begriff leitet sich vom griech. σῶμα, soma (Plural: somata) zur Bezeichnung des Körpers oder des Leibes ab. Somatogen bedeutet demgegenüber „das, was sich vom Körper herleitet", von ihm kommt oder aus ihm heraus – der wörtlichen Bedeutung der griechischstämmigen Silbe -gen entsprechend – entsteht und somit auch meist körperlich bedingt ist. Die Bezeichnung „somatisch“ wird vor allem in der medizinischen Fachsprache gebraucht, um körperliche oder organische von psychischen Krankheiten und sog. funktionellen Beschwerden abzugrenzen.

Somatisieren: die Umwandlung von seelischen Konflikten und Belastungen in Organerkrankungen, siehe Somatoforme Störung.

Somatoforme Angststörung: Angststörungen sind psychische Störungen, bei denen die Furcht vor einem Objekt oder einer Situation oder unspezifische Ängste im Vordergrund stehen. Wenn es ein solches gefürchtetes Objekt oder eine Situation gibt, spricht man von einer Phobie. Den Phobien ist gemeinsam, dass die Betroffenen übermäßig starke Ängste haben vor Dingen, vor denen Menschen ohne Angststörungen normalerweise zwar Angst oder Furcht empfinden können, aber in einem weit geringeren Maß oder sogar vor Dingen, vor denen Menschen ohne Angststörung gar keine Angst haben. Dabei erkennen die betroffenen Personen eventuell zeitweise, dass ihre Angst übermäßig oder unbegründet ist.

Spondylopathie: Wirbelsäulenerkrankung

Sporttraumatologie: ist ein mit der Unfallchirurgie und der Orthopädie verwandtes medizinisches Fachgebiet und wird u. a. an Unfallkrankenhäusern und von speziellen Sportärzten ausgeübt. Die Sporttraumatologie befasst sich mit Verletzungen, Beschwerden und Schmerzzuständen infolge der Ausübung von Sport (Sportverletzungen) und nach Sportunfällen.

State of the Art: nennt man den höchsten verfügbaren Entwicklungszustand einer bestimmten Technologie. Umgangssprachlich wird damit meist das höchstentwickelte verfügbare technische Gerät (z. B. Computer, Stereoanlage) seiner Klasse bezeichnet.

Störfeld: Nach Huneke soll es sich bei „Störfeldern“ um chronische Entzündungszustände handeln, die den Gesamtorganismus „energetisch“ schwächen und Beschwerden in anderen Bereichen des Körpers erzeugen können. Die häufigsten Störfelder sollen sich in den Mandeln, Nasennebenhöhlen, der Zahn-Kiefer-Region, Schilddrüse und in Narben befinden.

Tonsillektomie: Mandelentfernung

Topfenumschlag: Behandlung mit Topfen (Quark), z. B. auf entzündeten Kniegelenkten

Traktionsmanipulation: ein therapeutischer Zug am Bein zur Behandlung des Hüftgelenkes

Trauma: Der Ausdruck Trauma (von griech.: τραύμα „Wunde") bezeichnet in der Medizin eine Wunde, Verletzung oder Schädigung des Körpers, siehe Trauma (Medizin), Traumatologie, in der Psychologie eine von außen einwirkende Verletzung der seelisch-psychischen Integrität bezeichnet sog. Psychotrauma, siehe Trauma (Psychologie), Psychotraumatologie und posttraumatische Belastungsstörung.

Trendelenburg-Phänomen: Das Trendelenburg-Zeichen (nach Friedrich Trendelenburg; engl. Trendelenburg's sign) ist die Bezeichnung für das klinische Bild einer Lähmung oder Schwäche der Musculi glutaei medius und minimus, die aufgrund einer Schädigung des Nervus glutaeus superior hervorgerufen werden kann. Eine angeborene Luxation des Hüftgelenkes sowie eine Coxa vara, Hüftgelenksarthrose oder auch Morbus Perthes können Ursache eines positiven Trendelenburg-Zeichens sein. Das Trendelenburg-Zeichen gilt als positiv, sobald der Patient auf einem Bein stehend sein Becken nicht in der Waage halten kann – wobei die Muskeln des Standbeines betroffen sind.

Tuberkulose: Die Tuberkulose (kurz TBC, früher auch als Schwindsucht oder Morbus Koch, umgangssprachlich als „die Motten" bezeichnet, lat.: tuberculum „kleines Geschwulst") ist eine weltweit verbreitete bakterielle Infektionskrankheit, die durch verschiedene Arten von Mykobakterien verursacht wird und beim Menschen am häufigsten die Lungen befällt. Sie führt die weltweite Statistik der tödlichen Infektionskrankheiten an.

Turnus: Ausbildungsordnung für das praktische Erlernen der erworbenen theoretischen medizinischen Erkenntnisse, Voraussetzung für das „jus practicandi", das Recht zu praktizieren

Überträgersubstanzen: chemische Substanzen, welche die Informationen im Körper weiterleiten

Ultraschall: Mit Ultraschall (oft als **US** abgekürzt) bezeichnet man Schall mit Frequenzen oberhalb des Hörfrequenzbereichs des Menschen und umfasst Frequenzen ab etwa 16 kHz. Ultraschall ab einer Frequenz von etwa 1 GHz wird auch als Hyperschall bezeichnet. Bei Frequenzen unterhalb des für Menschen hörbaren Frequenzbereichs spricht man dagegen von Infraschall.

Vacherin Mont-d'or, Vacherin Fribourgeois: ist ein Weichkäse aus Kuhmilch. Er stammt aus dem französischen Haut-Doubs, einer Region der Franche-Comté sowie dem Schweizer Jura, der Gegend um den Lac de Joux und dem Waadtländer Jura.

Van-Swieten-Tagung: medizinischer Kongress, benannt nach dem Leibarzt der Kaiserin Maria Theresia, Reformator des österreichischen Medizinalwesens, Gründer der älteren Wiener medizinischen Schule

Wasseradern: „Was ist dran an Erdstrahlen und Wasseradern?"; Als „Currynetz" wird von Rutengängern und anderen Radiästheten ein auf Manfred Curry zurückgehendes Diagonalgitternetz von Feldlinien (oder „Erdstrahlen") bezeichnet, was in regelmäßigen Abständen über die gesamte Erde verlaufen soll. Bei einer Gitterbreite von rund 3 m und einer Ausrichtung in NO-SW- und in NW-SO-Richtung soll das Netz, abhängig von Zeit und Wetter, unterschiedlich polarisiert sein. Die Existenz derartiger Strahlenphänomene war schon früher zumindest stark umstritten und gilt heute weitgehend als widerlegt.

WHO (Weltgesundheitsorganisation): (engl.: World Health Organization) ist eine Sonderorganisation der Vereinten Nationen mit Sitz in Genf (Schweiz).

Wünschelrute: ist ein zumeist Y-förmig gegabeltes, aus einer Astgabel oder gebogenem Draht gefertigtes Instrument, das in der Hand eines sogenannten Rutengängers auf Anziehungskräfte oder Ausstrahlungen von Erzen und Metallen, Wasseradern, geologischen Verwerfungen oder verborgenen Gegenständen im Erdreich reagieren soll.

QUELLENVERWEISE

LITERATUR, KUNST, MUSIK

Bankl Hans (* 9. April 1940 in St. Pölten; † 11. Dezember 2004 in Wien) war ein österreichischer Professor für pathologische Anatomie und Prosektor. Neben seinen Lehrbüchern für Pathologie wurde er vor allem durch seine populärwissenschaftlichen Werke bekannt, in denen er die Biographien und Tode von bekannten Persönlichkeiten unter die Lupe nahm und so viele Verschwörungstheorien angriff oder ganz widerlegte. Bankl war engagierter Freimaurer. *Der Rest ist nicht Schweigen*, Maudrich, 1997

Birkmayer W.: *Das kritische Detail in der sinnlichen Wahrnehmung*, Deutsche Zeitschrift für Nervenheilkunde, 1950, 164, 76–79

Böhm Max(i) Max (* 23. August 1916 in Teplitz-Schönau; † 26. Dezember 1982 in Wien) war ein österreichischer Schauspieler und Kabarettist. Mit seiner Sammlung von rund 80.000 Witzen war er der heimliche „Witzepräsident" Österreichs. *In Wirklichkeit ist alles ganz anders*, Sensenverlag Wien, 1983, Anm.: Maxi Böhm zeigt sich in diesem Gedichtband von einer differenten Seite.

Buchbinder Rudolf, (* 1. Dezember 1946 in Litoměřice, Tschechoslowakei) ist ein österreichischer Konzertpianist. *Da Capo* – Rudolf Buchbinder. Aufgezeichnet von Michaela Schlögl. Mit einem Vorwort von Joachim Kaiser. Styria, Wien/Graz/Klagenfurt 2008

Caprice italienne: das Capriccio Italien op. 45 ist eine Orchesterkompositionen von Pjotr Iljitsch Tschaikowski. Tschaikowski verarbeitet in diesem Stück italienische Volksmusik. Er entwarf es während eines Romaufenthaltes 1879/80, bei dem er auch den italienischen Karneval erlebte; die Orchestrierung entstand im Mai 1880.

Cherubini – Luigi Carlo Zenobio Salvatore Maria Cherubini (* 14. September 1760 in Florenz; † 15. März 1842 in Paris) war ein italienischer Komponist. Obwohl seine Musik heutzutage nicht sehr bekannt ist, wurde Cherubini von seinen Zeitgenossen sehr bewundert. Beethoven betrachtete ihn als einen der größten dramatischen Komponisten seiner Zeit.

Claudius Matthias (* 15. August 1740 in Reinfeld (Holstein); † 21. Januar 1815 in Hamburg) war ein deutscher Dichter und Journalist, bekannt als Lyriker mit volksliedhafter, intensiv empfundener Verskunst. Das *Abendlied* („Der Mond ist aufgegangen") ist ein Gedicht von Matthias Claudius, das zu den bekanntesten Gedichten der deutschen Literatur gehört. Es wurde zum ersten Mal im Vossischen Musenalmanach veröffentlicht und fehlte von da an in kaum einer Anthologie.

Dermota Anton – Anton Dermota (* 4. Juni 1910 in Kropa, Slowenien; † 22. Juni 1989 in Wien) war ein lyrischer Tenor mit Hauptwohnsitz in Wien. Anton Dermota studierte zunächst Komposition und Orgel in Ljubljana und erhielt dann ein Gesangsstipendium in Wien. 1934 debütierte er in Cluj (Klausenburg). 1936 hörte ihn der große Dirigent Bruno Walter und engagierte ihn an die Wiener Staatsoper, wo er als 1. Geharnischter in Wolfgang Amadeus Mozarts Zauberflöte debütierte.

Gilm, Hermann von Gilm zu Rosenegg, (1812–1864) war ein österreichischer Jurist und Dichter. Zueignung – Ja, du weist es teure Seele, dass ich fern von dir mich quäle, liebe macht die Herzen krank.

Goethe, Johann Wolfgang von Goethe, geadelt 1782 (* 28. August 1749 in Frankfurt am Main; † 22. März 1832 in Weimar), war ein deutscher Dichter. Er forschte und publizierte außerdem auf verschiedenen naturwissenschaftlichen Gebieten. Ab 1776 bekleidete er am Hof von Weimar unterschiedliche politische und administrative Ämter, Faust I.

Hesse, Hermann Karl (Pseudonym: *Emil Sinclair*; * 2. Juli 1877 in Calw; † 9. August 1962 in Montagnola, Schweiz) war ein deutsch-schweizerischer Dichter, Schriftsteller und Freizeitmaler. Seine bekanntesten literarischen Werke sind *Der Steppenwolf, Siddhartha, Peter Camenzind, Demian, Narziß und Gold-*

mund, Unterm Rad und *Das Glasperlenspiel*, deren Inhalt die Selbstverwirklichung, die Selbstwerdung, die Autoreflexion, das „Transzendieren“ des Einzelnen ist.

High Noon, 12 Uhr mittags (Film) Fred Zinnemann, 1952, Gary Cooper, Grace Kelly, Katy Jurado, 4 Oskars

Hoffmannsthal, Hugo Laurenz August Hofmann, Edler von Hofmannsthal, genannt Hugo von Hofmannsthal (* 1. Februar 1874 in Wien; † 15. Juli 1929 in Rodaun bei Wien) war ein österreichischer Schriftsteller, Dramatiker, Lyriker, Librettist sowie Mitbegründer der Salzburger Festspiele. Er gilt als einer der wichtigsten Repräsentanten des deutschsprachigen Fin de siècle und der Wiener Moderne.

Hoffmann, Heinrich (* 13. Juni 1809 in Frankfurt am Main; † 20. September 1894 ebenda) verwendete auch die Pseudonyme Heulalius von Heulenburg, Reimerich Kinderlieb, Peter Struwwel sowie Polycarpus Gastfenger. Er war ein deutscher Psychiater, Lyriker und Kinderbuchautor und ist der Verfasser des Struwwelpeter.

von **Hohenhaim**, Theophrastus Bombastus, genannt Paracelsus, Philosoph und Arzt, 1494–1541

Hohmann, D.: *Neuroorthopädie*, Springer, Band 1–5

Lorenz, Konrad Zacharias Lorenz (* 7. November 1903 in Wien, Österreich; † 27. Februar 1989 ebenda) war ein österreichischer Zoologe und einer der Hauptvertreter der klassischen vergleichenden Verhaltensforschung (Ethologie). Er selbst nannte dieses Forschungsgebiet bis 1949 „Tierpsychologie“ und wird im deutschsprachigen Raum als dessen Gründervater angesehen. Der „Spiegel“ bezeichnete ihn einmal als den „Einstein der Tierseele“. Ihm wurde 1973 gemeinsam mit Karl von Frisch und Nikolaas Tinbergen der Nobelpreis für Physiologie oder Medizin „für ihre Entdeckungen betreffend den Aufbau und die Auslösung von individuellen und sozialen Verhaltensmustern“ zugesprochen. Der Abbau des Menschlichen, Piper, München 1983

Nestroy, Johann Nepomuk Eduard Ambrosius (* 7. Dezember 1801 in Wien; † 25. Mai 1862 in Graz) war ein österreichischer Schauspieler, Sänger, Dramatiker und Satiriker. Seine Werke sind der literarische Höhepunkt des Alt-Wiener Volkstheaters.

Patzak, Julius (* 9. April 1898 in Wien; † 26. Januar 1974 in Rottach-Egern) war ein österreichischer Opern- und Liedsänger (Tenor). International bekannt wurde Patzak durch seine Mozart-Partien bei den Münchner Festspielen in den dreißiger Jahren; er sang hier auch in den Uraufführungen der Opern *Das Herz* von Hans Pfitzner (1931), *Der Friedenstag* von Richard Strauss (1938) und *Der Mond* von Carl Orff (1939).

Rilke, Rainer Maria (* 4. Dezember 1875 in Prag; † 29. Dezember 1926 im Sanatorium Valmont bei Montreux, Schweiz; eigentlich René Karl Wilhelm Johann Josef Maria Rilke) war einer der bedeutendsten Lyriker deutscher Sprache. Daneben verfasste er Erzählungen, einen Roman und Aufsätze zu Kunst und Kultur sowie zahlreiche Übersetzungen von Literatur und Lyrik unter anderem aus der französischen Sprache. Sein umfangreicher Briefwechsel bildet einen wichtigen Bestandteil seines literarischen Schaffens. *Der Panther* (im Jardin des Plantes, im Garten der Pflanzen, Paris).

Rosenkavalier: Der Rosenkavalier. Komödie für Musik (op. 59) ist eine Oper in drei Aufzügen. Die Musik stammt von dem deutschen Komponisten Richard Strauß, das Libretto von dem österreichischen Schriftsteller Hugo von Hofmannsthal.

Schiller, Johann Christoph Friedrich von (* 10. November 1759 in Marbach am Neckar, Württemberg; † 9. Mai 1805 in Weimar), 1802 geadelt, war ein deutscher Dichter, Philosoph und Historiker. Er gilt als der bedeutendste deutsche Dramatiker. Viele seiner Theaterstücke gehören zum Standardrepertoire der deutschsprachigen Theater. Auch als Lyriker war er erfolgreich: Seine Gedankenlyrik wurde exemplarisch, seine Balladen zählen zu den beliebtesten deutschen Gedichten. – *Die Kraniche des Ibikus.*

Schubert, Franz Peter (* 31. Januar 1797 am Himmelpfortgrund in Wien, heute Teil des 9. Wiener Gemeindebezirks Alsergrund; † 19. November 1828 in Wien) war ein österreichischer Komponist. Die sogenannte *Deutsche Messe* (Originaltitel: „Gesänge zur Feier des heiligen Opfers der Messe", D 872) ist ein geistliches Musikwerk des Komponisten Franz Schubert aus dem Jahre 1826. Es umfasst 8 Messgesänge und einen Anhang.

Tschechow, Anton Pawlowitsch: * 17.$^{\text{jul.}}$/29. Januar 1860$^{\text{greg.}}$in Taganrog, Russland; † 2.$^{\text{jul.}}$/15. Juli$^{\text{greg.}}$1904 in Badenweiler, Deutschland) war ein russischer Schriftsteller, Novellist und Dramatiker. Er entstammte einer kleinbürgerlichen südrussischen Familie und war Arzt von Beruf, betrieb Medizin jedoch fast ausschließlich ehrenamtlich. Gleichzeitig schrieb und publizierte er zwischen 1880 und 1903 insgesamt über 600 literarische Werke. International ist Tschechow vor allem als Dramatiker durch seine Theaterstücke wie *Drei Schwestern, Die Möwe* oder *Der Kirschgarten* bekannt. Mit der für ihn typischen, wertneutralen und zurückhaltenden Art, Aspekte aus dem Leben und der Denkweise der Menschen in der russischen Provinz darzustellen, gilt Tschechow als einer der bedeutendsten Autoren der russischen Literatur.

Weinheber, Josef (* 9. März 1892 in Wien-Ottakring; † 8. April 1945 in Kirchstetten, Niederösterreich) war ein österreichischer Lyriker und Erzähler. *Wien wörtlich.*